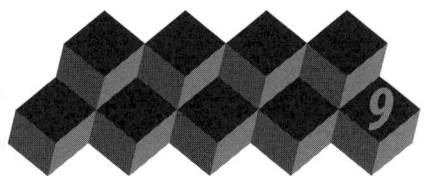

エビデンス・ベイスト
心理療法 シリーズ
Advances in Psychotherapy Evidence-Based Practice

貝谷久宣　久保木富房　丹野義彦［監修］

摂食障害
Eating Disorders
Stephen W. Touyz, Janet Polivy, Phillipa Hay
スティーヴン・W・トイズ，ジャネット・ポリヴィ，フィリッパ・ヘイ［著］

切池信夫［監訳］

日下博登　岡本洋昭　中井雄大　出口裕彦　中島豪紀
深田亮介　吉村知穂　岡崎純子　中尾剛久　島田藍子［訳］

金剛出版

Advances in Psychotherapy – Evidence-Based Practice

Danny Wedding; PhD, MPH, Prof., St. Louis, MO
(Series Editor)
Larry Beutler; PhD, Prof., Palo Alto, CA
Kenneth E. Freedland; PhD, Prof., St. Louis, MO
Linda C. Sobell; PhD, ABPP, Prof., Ft. Lauderdale, FL
David A. Wolfe; PhD, Prof., Toronto
(Associate Editors)

　このシリーズの基本的な目的は，日常臨床でよくみられる疾患についての実践的でエビデンスに基づく治療の手引きを，「読みやすい」方法で治療者に提供することである。このシリーズの各巻は，日常臨床で専門家が使用できる特定の疾患についての簡潔な「ハウツー」本でもあるし，かつ学生や実践指向型の生涯教育のための理想的な教育資料でもある。
　このシリーズの最も重要な特徴は，実践的で「読みやすい」ことである。各巻とも構成が同じで，日常臨床に関係するすべての側面について簡潔にわかりやすく案内している。表や，囲み記事の形にした「臨床のツボ」，傍注，欄外に記した要旨が理解に役立ち，チェックリストは日々の実践で使用できるツールを提供している。

EATING DISORDER
Stephen Touyz, Janet Polivy, Phillipa Hay

Copyright©2008 by Hogrefe & Huber Publishers
Japanese translation rights arranged with Hogrefe & Huber Publishers
through Japan UNI Agency, Inc., Tokyo

監修者序文
エビデンス・ベイスド心理療法シリーズ：刊行にあたって

　米国精神医学会の年次総会は精神科医や神経科学者をはじめ，心理士，作業療法士などのパラメディカルスタッフも含めて例年約1万人前後参加する大規模な催しである。私は1988年以来海外特別会員としてほぼ毎年この学会に参加している。それは，この学会は臨床家を育て鍛える種々な機会を与えてくれるからである。まさにアメリカのプラグマチズムを象徴するかのような学会である。精神医学のすべての分野をカバーする何百という数のミーティングや講義が行われる。そのほかに，広大な会場で薬と医療機器の会社をはじめ，精神医学分野の出版社はほとんど参加するイクスヒビションも大きな魅力である。例年私はこの展示場で新しい本を探しまわる。日本にまだ紹介されていない使えそうな情報を収集する。このようにして今までに数冊の本をNPO法人不安・抑うつ臨床研究会のメンバーが中心になって翻訳刊行した。この Advances in Psychotherapy Evidence-Based Practices シリーズは昨年のサン・フランシスコの年次総会で見出した。エビデンスのある心理療法，すなわち認知行動療法の本である。

　本年，厚生労働省はうつ病の認知行動療法を保険適応とした。この数年間マスコミやメンタルヘルス関係では向精神薬療法を悪者の如く扱い，認知行動療法が最上の治療のように取り上げる傾向がある。このような極端な風潮がユーザー側にひろく流布し，軽い気持で認知行動療法を希望して医療機関に数多くの患者が押しかけている。医療機関側も時流に乗り遅れてはならないとにわかに認知行動療法をする施設が増えてきた。即席認知行動療法家の誕生である。新しい治療法が始まる場合はこのような状況が生じることは多少とも止むを得ないことではある。願わくば，認知行動療法の専門家が増えて患者側の要求に十分に応えられる体制ができることである。この本のシリーズの監修者3名はその他の有志とともに2006年に東京認知行動療法アカデミーを結成した。年に4回この分野の第一級の講師にお願いしセミナーを開いている。受講生の数は現在までに延べ4,000人以上に達している。このシリーズはこのような精神医療の趨向にかなったものだと思念する。

　このシリーズの総編集はサンフランシスコのアライアント大学カリフォルニア心理学学校のD.ウェディング教授になる。現在までに23巻が刊行され，将来なお11巻が予定されている。このシリーズは米国精神医学会の傘下にある米国臨床心理学会の支援のもとに編集発刊されている。各巻の著者は臨床経験豊かなその分野の第一人者である。このシリーズの編集方針は，まず何よりも実務にすぐ利用できる読みやすいコンパクトな本であることである。それ故に，豊富な図表，

臨床のツボ，症例スケッチ，患者教育資料がちりばめられている。そして記載された技法や理論の基礎となる文献が豊富に引用されている。このシリーズの本は，心理療法家の頂上に立つ指導者から裾野で訓練を受けている学生まですべての人の診察室やカウンセリングルームに置かれる価値があると思う。

　このシリーズの翻訳は，3人の監修者で熟慮相談し，各分野の第一人者にお願いした。このシリーズが日本の心理療法家とりわけ認知行動療法家に広く愛読され，多くの患者から苦を取り去り，楽を与え，充実した人生が送られるよう援助していただければ監修者の望外の喜びである。

平成22年庚寅　師走
滝廉太郎の旧居跡に隣接する寓居にて

医療法人　和楽会　パニック障害研究センター長
貝谷久宣

序 文

　本書は，神経性食思不振症（Anorexia Nervosa：AN），神経性過食症（Bulimia Nervosa：BN），特定不能の摂食障害（Eating Disorder Not Otherwise Specified：EDNOS），過食性障害（Binge Eating Disorder：BED）というよく知られた摂食障害について記述している。摂食障害，特に AN（すべての精神障害のなかで致死率が最も高い）の重篤性にもかかわらず，未だ大部分の患者に適用できる臨床的に有効な治療法は，開発されていない。それでも毎日，病院の診察室や診療所など摂食障害に罹患した患者が病気の改善を求めて治療者を頼ってくる。AN の自我親和性にもかかわらず，患者は低下し続ける生活の質に悩んでいる。摂食障害治療を専門とする臨床家でさえ，重篤な患者を治療に導こうとしても上手くいかず絶望的になる。
　この点において本書は役に立つだろう。本書は既存の知識の他，筆者達の過去 30 年間にわたる豊富な臨床経験をもとに書かれている。治療法の基本的理解とある程度の臨床的トレーニングを担っている。本書は，摂食障害の専門家だけでなく，臨床心理士，精神科医，一般科医，栄養師，ソーシャルワーカー，看護師，その他の関連するメンタルヘルス関係者にも興味を持ってもらえるだろう。
　本書は 5 章に分かれている。第 1 章では，種々の摂食障害（AN, BN, EDNOS, BED）について説明し，その定義と診断の仕方について明確に述べる。それから経験的に支持されている診断法および評価法を概説する。第 2 章では，摂食障害の発症と維持についての理論的モデルと治療におけるその意味づけについて明らかにする。第 3 章では，初回面接の実施を容易にし，適切な医学的評価と検査を確実にする実践上の戦略を述べている。第 4 章では，臨床家が使用できる心理的技法と介入についてできるだけわかりやすく示すために，セッションでの対話や教訓的な覚書を用いて詳しい実践的な説明をしている。ここでは，治療における障壁，特にあまり動機づけされていない，非協力的な患者に特別な注意を払っている。第 5 章には，摂食障害の複雑さと治療の障壁を示す一連の症例を盛り込んだ。付録には配布資料と治療セッションで用いる追加情報を掲載した。
　摂食障害は，臨床家にとって興味をそそる挑戦である。この障害は多様なため，1 つの治療法をあらゆる症例に適用できない。その結果，本書は「事細かな解説書」やマニュアルとしてでなく，むしろ臨床家が各患者の必要性に応じて治療を上手く合わせる実践的ガイドとして書かれている。また，抵抗する患者に直面した臨床家に特に役立つような戦略と臨床上の覚書も提供している。患者と分かち合える多くの教訓的な情報と，八方手を尽くしてだめだった時に救いになるようなユーモアも，本書に盛り込んでいる。

謝　辞

　本書を完成させるために，多くの人々が独自のやり方で寄与してくれた。これらの人々に，Hogrefe & Huber 出版社の編集者である Danny Wedding, Linda Carter Sobell, Robert Dimbleby がいる。彼らの指導とサポートは非常に貴重であり，たいへん感謝している。また臨床実践を革新しただけでなく，摂食障害患者の苦悩の緩和を求めてあらゆる手段を講じる決意で臨んだ故 Peter Beumont にも恩恵を受けた。

　過去および現在においてわれわれに多くのことを教えてくれたすべての患者に本書をささげる。

　患者達はわれわれの能力を試し，不幸にも時にわれわれの力量が不十分であることを見出した。しかしそのおかげでわれわれは，この衰弱性疾患をより良く理解して，新たな治療法を見つけるための研究を続ける気になった。

　われわれの素晴らしい同僚で友人の Peter Herman にも謝意を表する。彼からは貴重な激励を受け，本書の制作期間を通じて支えてもらった。また，彼独特のユーモアのおかげで，つらい時を乗り切れた。

　この新シリーズの目的は，日常臨床でよくみられる疾患に対する実践的でエビデンスに基づく治療法を，読みやすくて実践的な方法で臨床家に提供することである。この目的のため，このシリーズの他，本書のような後続の本の基準を設定してくれた Jonathan S. Abramowitz に感謝する。Christopher Fairburn には，EDE-Q6 の発行に関する最新の情報をくれたことに感謝する。Cindy Li には，多くの仕事を抱えているにもかかわらず草稿のタイプを打ってもらったり，図を作ってもらった。深謝の意を表する。Ethel Harris, Eva Naumann, Alex Blaszczynski と，最終稿の作成を手伝ってくれた Belinda Ingram には感謝の特別な言葉を表する。

　最後にわれわれの家族の揺るぎない愛，忍耐，励まし，好意に感謝する。

献　辞

　揺るぎない愛と好意を注いでくれた Wren とわれわれの子ども，Justin と Lauren に，そしてインスピレーションと知恵を授けてくれた私のメンター，同僚，友達である故 Peter Beumont に，本書をささげる。　　　　　　　SWT

　大切な存在である Peter, Lisa／Leah, Eric, Saretta に，そして私が臨床心理士になれるようさまざまな手助けをくれた Dick Bootzin と Ken Howard に本書をささげる。　　　　　　　　　　　　　　　　　　　　　　　　　　JP

　私の駆け出しの頃にインスピレーションと良き助言を与えてくれた Anne Hall と，揺るぎない愛と忍耐を示した Kevin と Beatrix に本書をささげる。　　PH

目　次　　　　　　　　　　　　　　　　　　　　摂食障害

　　監修者序文 ……………………………………………………………… 3
　　序　文 …………………………………………………………………… 5
　　謝辞・献辞 ……………………………………………………………… 6

1　解　説
　1.1　専門用語 ……………………………………………………………… 11
　1.2　定　義 ………………………………………………………………… 11
　　　1.2.1　神経性食思不振症（AN） ………………………………… 12
　　　1.2.2　神経性過食症（BN） ……………………………………… 15
　　　1.2.3　特定不能の摂食障害（EDNOS）もしくは非定型摂食障害 …… 17
　1.3　疫　学 ………………………………………………………………… 18
　1.4　経過と予後 …………………………………………………………… 19
　1.5　鑑別診断 ……………………………………………………………… 21
　1.6　併存症 ………………………………………………………………… 21
　1.7　診断手順と説明 ……………………………………………………… 22
　　　1.7.1　構造化された診断面接 ……………………………………… 23
　　　1.7.2　半構造化面接 ………………………………………………… 24
　　　1.7.3　自己記入式評価法 …………………………………………… 24
　　　1.7.4　身体的評価 …………………………………………………… 25

2　摂食障害の理論とモデル
　2.1　心理的モデル ………………………………………………………… 29
　　　2.1.1　Bruch の心理的モデル ……………………………………… 29
　　　2.1.2　Fairburn の危険因子モデル ………………………………… 30
　　　2.1.3　嗜癖モデル …………………………………………………… 31
　　　2.1.4　認知モデル …………………………………………………… 32
　2.2　パーソナリティ素因理論 …………………………………………… 34
　2.3　生物学的／生理学的モデル ………………………………………… 35
　　　2.3.1　遺伝理論 ……………………………………………………… 35
　　　2.3.2　ホルモン理論 ………………………………………………… 35
　2.4　文化社会モデル ……………………………………………………… 35
　2.5　統合的／生物心理社会的モデル …………………………………… 36

3　診断と治療の適応
　3.1　摂食障害の診断 ……………………………………………………… 37
　3.2　初回面接の実施 ……………………………………………………… 37
　3.3　適切な治療法を確定する …………………………………………… 40
　　　3.3.1　入院治療について …………………………………………… 40
　　　3.3.2　デイホスピタルでの治療について ………………………… 41

3.3.3　外来治療について ··· 41
　3.4　治療決定に影響する要因について ··· 42
　　　3.4.1　年　齢 ·· 42
　　　3.4.2　性 ··· 42
　　　3.4.3　人種／民族 ·· 42
　　　3.4.4　患者の好む治療法 ·· 43
　　　3.4.5　臨床症状 ··· 43
　　　3.4.6　併存症について ··· 43
　　　3.4.7　治療歴 ·· 44

4　治　療

　4.1　治療方法 ·· 46
　　　4.1.1　心理教育 ··· 46
　　　4.1.2　BN に対する認知行動療法（CBT）について ························ 49
　　　4.1.3　AN の認知行動療法 ·· 52
　　　4.1.4　治療のこつ ··· 57
　　　4.1.5　児童思春期の AN 患者の家族療法 ···································· 70
　4.2　作用機序 ·· 72
　　　4.2.1　精神力動的治療とそれに関連した治療 ································ 72
　　　4.2.2　認知行動療法，認知療法，行動療法 ·································· 73
　　　4.2.3　他の「行動療法的」治療 ·· 75
　　　4.2.4　対人関係療法 ·· 75
　　　4.2.5　フェミニスト療法 ··· 76
　　　4.2.6　動機づけ強化療法 ·· 76
　　　4.2.7　結　論 ·· 77
　4.3　効果と予後 ··· 78
　　　4.3.1　系統的レビューの方法 ··· 78
　　　4.3.2　転帰の予測因子 ··· 80
　4.4　薬物療法との併用 ··· 81
　4.5　治療実施上の問題点 ·· 81
　4.6　強制的な治療 ·· 84
　4.7　多文化の問題 ·· 85

5　症例のスケッチ ·· 87

6　参考図書 ··· 92

7　文　献 ·· 94

8　付録：ツールと資料 ··· 107

　監訳者あとがき ··· 119

エビデンス・ベイスト
心理療法 シリーズ
Advances in Psychotherapy Evidence-Based Practice

摂食障害
Eating Disorders

1 解　説

1.1　専門用語

　最初に報告された摂食障害（Eating Disorder：ED）は，神経性食思不振症（Anorexia Nervosa：AN）で，1874 年に医学論文のなかで記載された。1970 年代に AN は単に摂食制限と運動する群（神経性食思不振症－制限型）と，排出する──うち一部は過食をする──群（神経性食思不振症－排出型）に分類された。1979 年に後者のタイプが正常体重になると，1 つの別の障害として区別され，神経性過食症（Bulimia Nervosa：BN）と呼称された。後に，すべての患者が AN か BN の診断基準に合致するわけではなく，しかもこれらの患者は単に診断閾値に達していないだけでもないようだということが明らかになった。1987 年に DSM-Ⅲ-R のなかで，これらの患者は，特定不能の摂食障害（Eating Disorder Not Otherwise Specified：EDNOS）として 1 つのカテゴリーにまとめられた（American Psychiatric Association, 1987）。EDNOS の 1 つの亜型群は，特に肥満の人たちに多く認められることから注目され，過食をしても排出行動を認めないことから過食性障害（Binge Eating Disorder：BED）と呼ばれている。

1.2　定　義

　Fairburn と Walsh（2002）は，摂食障害を「摂食行動，もしくは体重のコントロールを目指した行動の持続的な障害で，その結果，身体的健康や心理社会的機能を著しく損なうもの。そしてこの障害は一般的な身体疾患……やその他の精神障害により派生したものではないこと」と定義した（p.171）。

　この本では，主な摂食障害について説明し，DSM-Ⅳ-TR（Diagnostic and Statistical Manual of Mental Disorders, 4th ed, Text Revision, American Psychiatric Association, 2000a）と ICD-10（International Statistical Classification of Diseases and

---

臨床スケッチ

異なる摂食障害

毎日少量の野菜以外は食べることを拒否して，同年代の体重の 85％以下である少女と，1 週間のうち 3 夜はケーキやクッキーやジャンクフードをお腹一杯食べて，それから無理やり吐き出す 21 歳の女性とでは，何が共通するのであろうか。これらはどちらも摂食障害と診断されることである。摂食障害は西洋化された社会において，最近増加してきている。これは少なくとも部分的に，比較的豊かな時代や女性の社会参加の機会増加のせいかもしれない。(Bemporad, 1997)。けれども実際は，摂食障害を特徴づけるような自発的な飢餓状態や，過食と排出のエピソードは歴史を通して報告されてきた。

Related Health Problems, 10th Edition, World Health Organization, 1992）を用いて，神経性食思不振症（AN）や神経性過食症（BN），非定型摂食障害もしくは特定不能の摂食障害（EDNOS）の主な特徴について述べる。EDNOS は多少の議論を呼んでいるカテゴリーで，診断閾値に達しない障害――AN や BN の診断基準の一部を満たさないもの――を集めたごみ箱的な群または残り物的な群だという人もいれば（Williamson et al., 2002），単に AN や BN の診断域に達しないというよりはむしろ，長期間持続して消耗させる別個の障害の集まりだという人もいる（Fairburn & Bohn 2005, Fairburn & Harrison, 2003）。DSM-IV-TR は，摂食障害を定義するために北アメリカの標準的な基準を反映しており，ヨーロッパでは ICD-10 に記された基準が優勢である。摂食障害をさらに分類するかどうか，そしていかに分類するかは，いまだに議論されている（Fairburn et al., 2003；Polivy & Herman, 2002）。しかし，筆者たちは，この本において通常の診断の慣習を守る。

摂食障害の診断基準　摂食障害に対する DSM-IV-TR の基準を確立するために，経験的に妥当性のある症状が専門家会議の人々により集められ，同じ分野の別の人々により改良された。ICD-10 も DSM-IV-TR と同様の方法で摂食障害の診断基準を作った。摂食障害のすべての基準が，簡単に定義できるわけではない（例えば，過食を構成する行動は厳密には何か？　どれ位食べれば過食になるのか？）。またいくつかの症状について意見の一致をみていない（AN における無月経の必要性など）。このように診断基準は曖昧さを残している。これまで診断基準や分類カテゴリー自体も時とともに変更され続けていることから，これらの分類システムのカテゴリー的性質は疑問視されてきた（例えば Williamson et al., 2005）。さらに DSM と ICD の診断基準は，診断のための症状の基準や閾値が異なるため，一部の領域においてある程度しか一致していない（Ottosson et al., 2002）。このような曖昧さはあるが，2 つの診断システムは，治療が必要な症状や治療法を知るのに役立ち，良好な変化の評価も可能にする。それゆえにこれらの診断基準は摂食障害の診断のための標準であり続けている。

　最後に，これらの診断基準を，10 歳以下の子どもたちに使用することは勧められない（通常，この年齢において従来の摂食障害を生じることがない）。こうした診断基準は，若年児童の食行動問題の診断に対して信頼性があると認められていないからである（Nichols et al., 2000）。ただし，8 歳という幼い子どもでも，現在では摂食障害を生じている（Watkins & Lask, 2002）。

1.2.1　神経性食思不振症（AN）

　AN の診断に重要な基準は，(a) 年齢と身長から期待される標準体重と比べ，少なくとも 15％以上，体重が減少したり，その低体重が維持されている。(b) 肥満に対する強い恐怖がある（DSM-IV-TR），もしくは「太る食物」を避けて体重減少を自ら招く（ICD-10）。(c) 痩せているにもかかわらず太っているとみなすような，身体像の障害や歪み。(d) 初潮後の女性の無月経（DSM-IV-TR），または無月経を生じるような視床下部－下垂体－性腺系の障害，男性では性欲低下および性的能力の減退（ICD-10）。さらに DSM-IV-TR では，制限型（過食や排出

表1　神経性食思不振症の診断基準（DSM-IV-TR, 307.1）

A. 年齢と身長による正常体重の最低限を維持することの拒否（例えば，標準体重の85%以下になるような体重減少，または成長期の場合，期待される体重増加が得られず，標準体重の85%以下になる）。
B. 標準体重以下であっても体重増加や太ることへの強い恐怖。
C. 体重や体形についての認識の障害。自己評価が体重や体形に過度に影響をうけている。現在の低体重の深刻さを否認。
D. 初潮後の女性では，無月経。少なくとも3カ月以上の無月経（エストロゲンなどホルモン投与後のみ月経がみられる場合も無月経とする）。

分類
制限型　　　：規則的な過食や排出行動（自己誘発性嘔吐，下剤や利尿剤，浣腸剤の誤用）を認めない。
過食／排出型：規則的な過食や排出行動（自己誘発性嘔吐，下剤や利尿剤，浣腸剤の誤用）を認める。

DSM-IV-TR, American Psychiatric Association, 2000

表2　神経性食思不振症の診断基準（ICD-10, F50.0）

A. 体重減少，あるいは子どもの場合には体重増加の欠如により，年齢と身長による正常体重を少なくとも15%下回る体重となる。
B. 体重減少は自己誘発性で，「太りやすい食物」を避ける。
C. 自らが太っていると知覚しており，肥満への強迫的な恐怖が存在する。それにより自ら体重の閾値を低く決めている。
D. 視床下部－下垂体－性腺系の広範な内分泌障害。女性では無月経，男性では性的関心や性的能力の低下（例外として，避妊薬などホルモン補充療法を受けていて，性器出血が持続している場合）
E. BNのAおよびBの診断基準を満たさない（F50.2）。

WHO (1992) International statistical classification of diseases and related problems（10版），Geneva：著者

行動を規則的に行っていない）と過食／排出型（現在のANのエピソード中に規則的な過食や排出行動を生じている）を特定する。一方，ICD-10では，BNの診断基準の最初の2つを満たさないことが要求されている。

　ANは，一般的に（DSM-IV-TRのように）過食と排出行動のいずれかまたは両方の有無により，2つに亜型分類される。過食して排出するタイプは，単に摂食制限するタイプとさまざまな面において異なるようである。それは発病前の違い——幼小児期に体重が重いことや，家族に肥満が多いことなど——の他，パーソナリティ面での違い——境界性，自己愛性，反社会性の傾向——や，行動面での違い——万引き（多くの場合は食物），アルコールや薬物の乱用，自傷行為などの衝動行為を含む——である（Garfinkel, 2002など）。ANの排出型は，予後の悪さと関連しているようである（Beumont, 2002）。

ANの2つのタイプ：過食／排出の有無

　DSM-IV-TRには，関連する特徴として抑うつ気分，引きこもり，不眠症や性的欲求の減少などが挙げられている。これらすべては，厳格なカロリー制限による半飢餓状態により二次的に生じるようである。さらに強迫行為（食物に関連しているとは限らない）も多くみられ，これもまた栄養障害による可能性がある。無能力感や自分の状況を支配したい要求は，ANに特徴的な（APA, 2000b）心理的

関連する特徴としての情動や行動問題

問題である。そして完全主義は，これらの患者の特徴として広く知られている（Jacobi et al., 2004）。ANの過食／排出型の患者は，薬物やアルコール乱用，性的行動化など，より衝動的な行為や，情動不安定も示す。

身体的には，障害を特徴づけている極度の痩せまたは衰弱に加えて，無月経を生じさせるような内分泌（エストロゲン）障害（DSM-Ⅳ-TR）や，飢餓による血液，生化学，循環器，脳波などのさまざまな異常所見と身体症状を生じる（APA, 2000b）。また視床下部－下垂体－性腺系の内分泌障害（ICD-10の診断基準のように）が，大幅な体重減少を生じる前に出現することも少なくない。

異常な食行動と摂食障害との境界について

数十年前にBruchにより「執拗な（relentless）」と形容された（Bruchなど，1973），痩せへの強い願望は，長い間ANの主要な心理的特徴として認められてきた。しかし，この太ることへの「恐怖症的」回避と，若い女性たちのダイエットにおける「正常な」痩せの追求とを区別することは，しばしば困難である（Polivy & Herman, 1987）。したがって，体重が著しく減少して，正常な範囲をはるかに超えて病的に深刻なレベルに達するまで，ANは診断できない。いったん，摂食障害を発症して，体重減少がこのように進行すると，半飢餓状態の影響が感情や認知面までおよび始め，ANは遷延化する（Beumont & Touyz, 2003）。心理的には，肥満恐怖と，自分の体形や体重に自己価値観を置く傾向として表れる（McFarlane et al., 2001）。

患者は強迫的に運動することが多い

診断基準に含まれてはいないが，これらの患者は強迫的に過剰運動することが多く，入院中で安静が必要なときでも運動したいと要求することはよく知られている（Beumont et al., 1994）。

> **臨床のツボ** 早期の警告サイン
>
> AN発症の可能性を示す早期の手がかりとして，患者のダイエットが大変厳格で柔軟性がなくなり，その結果，特別な家族行事（誕生日など）に参加しない場合や，食べようとしない場合，食べたい食べ物が見つからないので旅行に出かけようとしない場合などが挙げられる。この時点で，患者は厳格なダイエットから病的な摂食障害への境界を越えた可能性がある。

不安と食事制限が，この強迫的な運動の原因であることがわかっている（Holtkamp et al., 2004）。さらに，体重減少をもたらすための計画的な運動は，これらの患者にみられる過活動の一形式でしかない。病気が進行すると，意識的にはコントロールできない持続的な情動不安や睡眠障害を生じることが多い（Beumont, 2002）。これは，絶食させた実験動物で観察される過活動に似ており，体温低下を反映しているのかもしれない。

ANに特徴的な奇妙な摂食行動

同様に，ANに特徴的である奇妙な摂食行動についても，DSM-Ⅳ-TRやICD-10では言及されていない。例えば患者は，しばしば食物をごく小さく刻み，皿の上で転がしながら，きわめてゆっくりと食べる。さらに，患者は食べ物を（ナプキンやポケットやその他の入れ物に）秘密で隠し，「危険」（＝「太る」）と考える食物を避ける。

先に述べたように，ANの診断に求められているいくつかの項目をめぐり議論が生じている。無月経以外のすべての症状を生じている女性は，他のすべての面において，無月経の女性と同じくらいに病的である。したがって無月経をANの

必須症状とすべきかどうかについては明らかでない (Garfinkel, 2002)。診断における体重の閾値も議論の対象となっている。

1.2.2 神経性過食症 (BN)

ANと同様に，BNの診断においても2つの主要な診断システムの間にはある程度，重複する部分がある。診断基準は，以下のとおりである。(a)DSM-IV-TRにおいてもICD-10においても，少なくとも週2回以上，3カ月間にわたって過食や大食を繰り返すエピソードが存在する。(著者らが改変)(b)過食で摂取したカロリーによる体重増加を防ぐために，代償行為（自己誘発性嘔吐，下剤や利尿剤や浣腸または他の瀉下作用のある薬物の使用，絶食や飢餓といった方法のうち，1つかそれ以上）を生じる。(c)自己評価が体形や体重に過度の影響を受けてい

表3　神経性過食症の診断基準（DSM-IV-TR, 307.51）

A．過食のエピソードを繰り返す。過食のエピソードは以下の2項目で特徴づけられる。
　(1) 一定の時間内（例えば2時間以内）に，大部分の人が食べるより明らかに大量の食物を摂取する。
　(2) その間，摂食を自制できないという感じを伴う（例えば，食べるのを途中で止められない感じや，何をどれだけ食べるかをコントロールできない感じ）。
B．体重増加を防ぐために自己誘発性嘔吐，下剤や浣腸剤や，利尿剤の誤用，絶食，激しい運動などを繰り返し行う。
C．過食と体重増加を防ぐ行為が最低週2回以上，3カ月間続くこと。
D．自己評価が，体重や体形に過度に影響を受けている。
E．ANのエピソード中ではない。

分類
排出型　：規則的に自己誘発性嘔吐，下剤や浣腸剤，利尿剤を誤用している。
非排出型：自己誘発性嘔吐，下剤や浣腸剤，利尿剤の誤用によらず，絶食や過度の運動により体重増加を防いでいる。

DSM-IV-TR, American Psychiatric Association.

表4　神経性過食症の診断基準（ICD-10, F50.2）

A．短時間内に大量の食物を食べる過食のエピソード（少なくとも週2回以上，3カ月間にわたって）が存在する。
B．持続的な摂食へのこだわりと，食べたいという強い欲求や衝動（渇望）が存在する
C．以下の1つかそれ以上の方法で，食物による太る効果を打ち消そうとする。
　1．自己誘発性嘔吐
　2．自己誘発性の排出
　3．過食と交互に現れる絶食の期間
　4．食欲抑制薬や甲状腺末，利尿薬などの使用。糖尿病の患者に過食が生じれば，インスリン治療を怠ることがある
D．自らが太っていると知覚しており，肥満への強迫的な恐怖が存在する（通常，低体重に導く）。

WHO (1992) International statistical classification of diseases and related problems (10版), Geneva：著者

過食の定義

る（DSM-Ⅳ-TR）か，太りすぎという感覚または肥満恐怖がある（ICD-10）。

DSM-Ⅳ-TR では過食について定義しており，同じ時間内に大部分の人が食べるより大量の食物を摂取し，その間，摂食を自制できないという感じを伴うことを挙げている。一方，ICD-10 では，単に短時間に大量の食物を食べることしか規定していない。DSM-Ⅳ-TR では，過食が一般的に秘密裏に行われ，ストレスや抑うつが契機となりうることに言及している。さらに DSM-Ⅳ-TR は，BN を代償方法の違いにより排出型と非排出型に分類し，過食／排出行動が AN のエピソード期間中に生じていないことを明記している（APA, 2000b）。ICD-10 では，食べることへの抗しがたい渇望の存在が追加要因として加えられている。

BN の 2 つのタイプ：排出と非排出

排出する患者は，そうでない患者よりも精神病理性が高く，身体像の障害や体重へのこだわり，食事や体重増加への不安，自傷行為，他の障害の併存などを示す（Garfinkel, 2002）。気分障害は BN の両型に共通しているが，抑うつや不安は先行要因というよりむしろ，過食や排出の結果生じる。BN 患者は正常体重の傾向にあるが，発病前に太り過ぎや肥満が多いという指摘もある。

身体的には，嘔吐の繰り返しにより電解質異常や，代謝の問題，歯の問題，耳下腺の肥大，さらに心臓の障害まで（嘔吐を誘発するために吐根剤を繰り返して用いることにより）引き起こされる可能性がある。

> **臨床のツボ** 身体合併症
>
> 治療者は体重が正常であっても，BN の身体合併症のリスクを決して過小評価してはいけない。排出の繰り返しによる電解質異常のような身体合併症，心筋や他の臓器への実際上のダメージも，完全な医学的評価や診察，適切な検査によって調べるべきである。

BN の患者は衝動的な傾向がある

心理的に，BN の患者は衝動的で，性的逸脱行為や万引き，意図的な自傷行為を生じる傾向がある（Polivy & Herman, 2002）。過食は前もって計画される場合が多く，特定の「過食」用の食物が購入される（大抵それらの食物は，嚥下しやすく太りやすいものであるか，過食時以外には食べない食物である）。さらに，過食している BN 患者は概して食べるのが非常に速く，食物を味わうことなしに口に詰め込む。食物を噛んでは飲み込まず吐き出す患者もいるが，大部分の患者は飲み込んでから吐き出す（これを容易にするために食べ物と一緒に大量の水を飲むことが多い）か，下剤や利尿剤を乱用して下痢を誘発したり体内の水分量を減らす。過食は一般的に一人で秘密裏に行われることが多いが，少女たちが群れて一緒に行い，お互いの過食をまねることも知られている（Crandall, 1988）。

BN の診断基準の妥当性については疑問がある。特に 1 週間に 2 回と設定された恣意的なカットオフ値についてである。週に 1 回の過食よりも 2 回の方がより病的であることを示すエビデンスはほとんどない（Garfinkel, 2002）。また，DSM-Ⅳ-TR の診断基準において，過剰な運動が BN の代償行為としてあり得ることが言及されている。しかし，最近の調査は単に量が多いということよりも，むしろ強迫的に行われていることの方が病的である可能性を示している（Adkins & Peel, 2005）。最後に，過食を構成するものの定義について論争の的になっている。その定義には客観的な要素（ある一定の時間内に食べる食物の量）と主観的な要素（摂食を自分でコントロールできないという感じ）の両方が存在するからである。

1. 解 説

これらの一方しか存在しない場合（例えば，リンゴを1つ食べているが，コントロールできないと感じている，だからこれを過食と呼ぶなど）は，厳密には過食ではないが，やはり問題はある。特にこのような「主観的な過食」は，食物量の知覚の歪みが存在するANにおいてしばしば見られる（Polivy & Herman, 2002；1.7.3項（p.24）も参照）。

1.2.3 特定不能の摂食障害（EDNOS）もしくは非定型摂食障害

大部分の人々は，ANとBNを摂食障害と考えている。しかし実のところ，30～60％もの摂食障害患者はANまたはBNの診断基準に当てはまらず，特定不能の摂食障害（EDNOS）として知られている「非定型の」摂食障害のカテゴリーに分類される（Fairburn & Walsh, 2002）。DSM-IV-TRにおけるEDNOSの診断基準とICD-10における非定型摂食障害の診断基準のどちらも，これらがANやBNの診断基準に完全には当てはまらないが，どちらか1つか両方の特徴を有していることを明記している。

DSM-IV-TRでは，無月経を除いてANの診断基準をすべて満たすもの，体重が正常値の85％以上であることを除いてANのすべての診断基準を満たすもの，過食や排出のエピソードの頻度や持続期間以外はBNの基準を満たすもの，不適切な食事（例えば過食エピソードを繰り返すが代償行為がない過食性障害，BED），不適切な代償行為（例えば少量の食事で吐き出したり，食物を噛んでは飲み込まずに吐き出したりする）などが挙げられている（APA, 2000b）。ICD-10では，6つの非定型摂食障害の診断にそれぞれ特定のコードを付与している（非定型AN，ANの中心となる症状の1つか2つが欠けているもの；非定型BN，BNの鍵となる症状の1つか2つが欠けているもの；他の心理的障害と関連した過食，心因性の過食を含む；他の心理的障害と関連した嘔吐，他の心理的原因により反復性の嘔吐がみられるもの；他の摂食障害，異食症を含む；特定不能の摂食障害の6つである（WHO, 1992））。

どちらの診断基準にも，ANやBNと似ているが診断基準の1つかそれ以上を

> 非定型摂食障害は，ANやBNの診断基準に当てはまらず，いずれかまたは両方の特徴を有する

表5 特定不能の摂食障害（DSM-IV-TR, 307.50）

特定不能の摂食障害は，どの特定の摂食障害の基準も満たさない摂食障害のためのものである。例を挙げると
1. 女性の場合，定期的に月経があること以外，ANの基準をすべて満たす。
2. 著しい体重減少にもかかわらず現在の体重が正常範囲内にあることを除いて，ANの基準をすべて満たす。
3. 過食と不適切な代償行為の頻度が週2回未満であるか，その持続期間が3カ月未満であることを除いて，BNの基準をすべて満たす。
4. 正常体重の人が，少量の食事をとった後に不適切な代償行動を定期的に行う（例：クッキーを2枚食べた後の自己誘発性嘔吐）
5. 大量の食物を噛んでは飲み込まず吐き出すことを繰り返す。
6. 過食性障害（BED）：過食のエピソードを繰り返すが，BNに特徴的な不適切な代償行動を規則的に行わない。

DSM-IV-TR, American Psychiatric Association, 2000

> **表6　過食性障害（BED, DSM-IV-TR 研究用基準）**
>
> A. 過食のエピソードの繰り返し。過食のエピソードは以下の両方によって特徴づけられる。
>   1. ある一定の時間内に（例：2時間以内に）大部分の人が同じような環境で食べる量よりも明らかに多くの食物を食べること。
>   2. その間，摂食を自制できないという感じを伴う（例：食べるのを途中で止められない感じや，食べる物または量をコントロールできない感じ）。
> B. 過食のエピソードは，以下の3つ（またはそれ以上）を伴っている。
>   1. 普通よりもずっと速く食べる。
>   2. お腹がいっぱいで気持ち悪くなるまで食べる。
>   3. 生理的な空腹を感じていない時に大量の食物を食べる。
>   4. 自分の食べている量が恥ずかしいので一人で食べる。
>   5. 過食後，自己嫌悪を感じたり，抑うつ的になったり，強い罪悪感をいだく。
> C. 過食による著しい苦痛。
> D. 過食は，平均して，少なくとも週に2日，6カ月間にわたり生じている。
>   注：頻度を決める方法は，BNで用いるものとは異なっている。閾値の頻度を決めるのに，過食を生じた日数と，過食のエピソード数のどちらを使う方がよいかということは，今後の研究によって検討されるべきである
> E. 過食は，定期的な不適切な代償行動（例：排出，断食，過度の運動）を伴うことはなく，ANまたはBNの経過中のみに生じるものではない。
>
> DSM-IV-TR, American Psychiatric Association, 2000

満たさないものの他に，BEDや異食症のようにANやBNとは全く異なっている障害が含まれている。EDNOSのカテゴリーに一緒くたにされた障害を下位分類しようとする統計学的な試みは成功しておらず，BNの2つの亜型群とBEDの境界の問題はよく指摘されている（Fairburn & Walsh, 2002）。

EDNOSを診断カテゴリーとして用いることや，とりわけDSM-IV-TRにおけるBEDの小見出しについては反論がある。例えばCooperとFairburn（2003）は，BEDと診断された多くの患者が実際にはBNであったり，本当の障害ではなくしばしば食べすぎる肥満の人であったりすることを指摘している。さらにBeumontとTouyz（2003）は，BEDだけでなく，EDNOSの患者の病態や精神病理に一貫性がないことが，EDNOSを臨床的実体とすることへの反証になっていると指摘している。

1.3　疫　学

摂食障害は主に先進国の若い女性に認められる

摂食障害は，先進国に住む思春期から青春期の若い女性に最も多く生じる。地域および臨床的疫学調査は，女性10〜15人に対して男性1人の割合の性差で一定している（ただし，前思春期の児童では性差がほとんどない）。ANは思春期の女性に最も多く認められるが，BNは少し遅れて，10代後半や20代の若い女性に生じる（Polivy et al., 2003）。EDNOSの割合については，高いにも関わらずあまり研究されていない。例えば，イギリスのある摂食障害クリニックでは，200人の患者のうち190人が臨床的な摂食障害を示し，そのなかの11人がAN，45人がBN，残りの134人はEDNOSと診断された（Turner & Bryant-Waugh, 2004）。他の研究で，摂食障害の治療を受けている患者のおおよそ半数は，非定型もしくはEDNOSだという（Fairburn & Walsh, 2002）。

有病率（ある集団のある時点における全症例数）と頻度（ある1年間におけるある集団の新症例数）についてみると，ANとBNを合わせた有病率は発症危険性の高い若い女性の1.5%～10%であり，BNとANの比率は2：1である（Polivy & Herman, 2002）。しかし最近のより厳密な研究では，これより低い数値がより正確であることが示されている。さらに非定型摂食障害やEDNOSの有病率は，ANとBNの2倍にも達するとされている（Polivy & Herman, 2002）。

このような少ない疾患の頻度は，一般人口における研究から計算することはできず，医療関係機関に報告される症例数に基づいている（摂食障害患者は，医療機関に治療を求めないことが多く，したがって頻度の値は実際より低いものである）。ただ，存在する一般人口の頻度のデータでは，ANが1年間で10万人につき5～8人程度，BNが10万人につき11～13.5人程度であることが示されているようである（Hoek, 2002）。

1.4 経過と予後

摂食障害は，一般的に普通のダイエットのようなものから始まる。AN患者では，痩せへの「執拗」な追求のために，ますます食事が制限されていく（AN患者は，どれだけ痩せようと，決してその目標を達成できたと感じることはない）。最初の願望は体重を減らしてもっとスリムになることであるが，間もなくそれは，自分には食べ物を食べる価値がないとか，飽くことのない運動により自身を罰する必要があるとか，体の細さと食事量の少なさにかけては誰にも負けてはならないといったより奇異な認知に変わる。痩せることが，より幸せになるための1つの手段ではなく究極的な目的となる。そしてANの患者は，空腹に屈して食べるようなことがあれば，自己嫌悪と罪悪感にさいなまれる。

始め，摂食障害は，普通のダイエットにみえるかもしれない

同様に，BNも一般的にまずダイエットから始まる。ただ，その後に過食を生じて，食物を取り除くために代償行為をするようになる。ダイエットから始まらずに過食から始まる少数の患者群も存在する（20％以下）。しかし他の過食する患者と大きな違いはない（Bulik et al., 1997）。カロリー摂取を制限する試みは，やがて過食のエピソードと，余分な食物を排出するための嘔吐や下剤乱用のような代償行為に発展する。患者は病気の早期の段階では自己満足していることが多い。というのは，体重を増やさず食べたいものすべてを食べられる秘密を見つけたと思うからである。しかし，この最初の喜びは間もなく過食／排出行為という苦痛に取って代わり自分自身をコントロールできないと気づくようになる。

時の経過とともに，定型的な摂食障害と非定型的な摂食障害の関係は頻繁に変わるようになる。ANやBNは，それぞれの診断基準を満たさない食行動異常の「閾値下」の段階までに改善することが多いが，なおEDNOSまたは非定型摂食障害の診断基準を満たし続ける場合がある（Fairburn & Walsh, 2002）。約3分の1の患者は，最初の診断から5年またはそれ以上の期間を経過しても（治療を受けても），すべての臨床症状を持続している。しかし，50％以上の患者はこの期間中に大きな改善の兆しを示す（Polivy & Herman, 2002）。ただ特にANは，致死率が非常に高く，恐らく精神障害のなかで最も致死性の高い疾患である（Beumont

表7 摂食障害の転帰に対する予後の指標

ANの予後不良を予測する治療前の要因
- 低いBMI
- 重篤な身体的合併症
- 過食型
- 病前のパーソナリティ問題
- 対人関係の不信や問題
- 過去の治療の失敗
- 家族の機能不全
- 身体像の障害や不満，願望体重が低い
- 発病時の年齢が高め

ANの予後不良を予測する治療後の要因
- 治療中の体重増加が不十分
- 全般的な精神病理性
- 願望体重が低い，痩せやダイエットへの高い欲求
- 低い社会適応性

BNの予後不良を予測する治療前の要因
- 境界性パーソナリティ障害
- 薬物誤用
- 変わる（変化の段階）準備の欠如
- 肥満の既往
- 重度の過食と排出

BNの予後不良を予測する治療後の要因
- 対人関係の不信や問題
- うつ病
- 身体不満，痩せへの欲求，摂食障害の認知
- 過食を自制することの失敗
- 低い社会的階層や収入
- 持続する排出
- 併存症や一般的な精神障害

NICEの指針による（www.nice.org.uk）

& Touyz, 2003）。栄養障害による身体合併症の危険性に加えて，うつ病や行為障害におけるリスクに匹敵するほど，ANでは自殺のリスクが高い（Latzer & Hochdorf, 2005）。排出行動は，栄養障害のある患者では特に危険であり，あまり痩せていないBNの患者における危険性を上回る。一般的にBNの自然経過は，ANほど厳しくないようである。ANの患者のなかには，BNに進展する場合もあるが，むしろこれは例外的である。EDNOSは最も重篤性が低いようで，しばしば自然に治まる（Beumont & Touyz, 2003）。しかし，現時点においてEDNOSの治療転帰に関する研究がほとんどないため，このように結論するのは，時期尚早かもしれない（Fairburn & Harrison, 2003）。

　BNの経過は，EDNOSの経過よりも悪いようである。寛解する可能性がEDNOSより低く，時間も長くかかる（Fairburn & Walsh, 2002；Grilo et al., 2003）。BN患者とBED患者の5年間にわたる前方視的研究で示されたのは，どちらの患者も最初に著しい改善をみせた後，BN患者の50〜66％は，毎年の経過評価で，BNではないにせよ，少なくともEDNOSの診断基準を満たし続けたが，BED患

者は，食行動問題で治療を求めた者がほとんどいなかったにもかかわらず，5年後も食行動問題が続いていたのはたったの18％程度である（Fairburn et al., 2000）。これ以前に行われた縦断的研究では，摂食障害の進行は，時間が経つにつれて軽度から重度の摂食障害に移行し，ANやBNの閾値下で診断基準を満たさなかった人たちの約半数が3〜4年以内に完全に診断基準を満たすようになる。しかしBEDは，寛解率が高く，より重篤な摂食障害に進行することはほとんどないようである（Fairburn & Walsh, 2002）。

あいにく，摂食障害の自己治癒，治療なしでの自然回復，寛解に関する研究はほとんどない。そのため摂食障害に関する現在の私たちの見解は，治療を求めてくる比較的重篤な症例しか反映していない可能性もある（Polivy & Herman, 2002）。摂食障害の経過について調査している文献によると，摂食障害の種類によって経過が違い，ANが最も致死率が高く，また最も改善することが少ない。BNはANに比べるとやや治りやすいが，EDNOSやBEDに比べると治りにくいようである（Polivy，印刷中）。治療を受けている患者は，受けていない患者よりも摂食障害から完全に回復しやすいようである。ただしこのことは，治療を求める患者の方が，治りたいという動機づけがより強いことを反映しているのかもしれない。

ANは最も致死率の高い精神障害である

1.5 鑑別診断

さまざまな摂食障害は，本当に別々の疾患なのか，または1つの疾患のさまざまな現れ方なのかについて盛んに議論されている（例えばJoiner et al., 2000）。体形や体重への囚われ，食べ物へのこだわり，身体像の障害などの中核的な症状は，無力感や低い自尊心のような人格的弱点とともに，すべての摂食障害に少なくともある程度は存在する。実際，「スペクトラム仮説」では，すべての摂食障害は1つの病気の症候の異なった現れ方であると仮定している（Van der Ham et al., 1997）。過食と排出は，ANの主な1タイプの特徴であるが，これはANとBNの関係を混乱させている（Polivy & Herman, 2002）（それどころか，制限型のANと過食型のANとの違いは，過食型のANとBNとの違いより大きいと，Gleavesら（2000）は結論づけている）。過食を呈する摂食障害は，臨床的重症度の連続体をなすように思われる。BED（最も軽症）で始まり，次がBN非排出型（中等度の重症度），最後がBN排出型（最も重症）である（Hay & Fairburn, 1998）。

異常な食行動は，うつ病のような他の精神障害においても生じ得るが，体重および体形への病的なこだわりや，代償的排出行動を伴う食べ過ぎは他の精神障害には存在しない（APA, 2000b）。

1.6 併存症

ANは，パーソナリティ障害，大うつ病性障害，損害回避，固執性に加えて，完全主義，内向性，低い自尊心のような病前性格とも関連している（Karwautz et al., 2002）。ANやBN患者は，不安障害（特に強迫性障害）やうつ病をしばしば

併存症は摂食障害においてよくみられる

併存する。これらは，最初にあった摂食障害が回復した後も続く可能性がある。最近の研究では，その他の不安障害——パニック障害，全般性不安障害（GAD），心的外傷後ストレス障害（PTSD）など——が，以前に考えられていたよりはるかに多く，それどころか摂食障害よりも前から存在している可能性も示唆されている（Swinbourne & Touyz, 2007）。さらに BN では，いじめ，不登校，過飲酒，性的逸脱などの衝動的な行為（Kaltiala-Heino et al., 2003）に加えて，物質乱用やパニック障害をしばしば併存している（Kaye et al., 2004）。排出を伴う BN では，うつ病，不安障害，アルコール乱用などの併存も多い（Garfinkel, 2002）。

　BED は，他の障害との併存についてあまり研究されていない。しかし，情緒的虐待を報告している BED 患者は，パーソナリティ障害の併存が高いことが報告されている（Grilo & Masheb, 2002）。

> **臨床スケッチ**
> **BN とアルコール乱用の併存**
>
> 治療者：あなたの治療歴が示唆していることは，摂食障害またはアルコール乱用のどちらかだけを治療すると，もう1つの問題が悪化するということですね。両方の問題を同時に乗り越えようとすることは，あなたにとって大変なことのように思われます。どう思いますか？
> ジェニー：そうですね。1つだけ治そうとすれば，もう片方を使って乗り越えなければならないという感じです。私は毎日を乗り越えるために過食か飲酒のどちらかが必要なのです。
> 治療者：過食や飲み過ぎはあなたにとって，問題から逃避して気分をよくする方法であると言っているように聞こえます。そういうことですか？
> ジェニー：その通りです。どうしても気を紛らす何かが必要なのです。わかりますか？　このやり方では以前ほどの効果がなくなってきているのです。今，私が酔っ払うと私の友人は怒り出します。私が彼らを困らせるというのです。では過食したらどうかと言うと，外出したり誰かと一緒にいたりすることができない気分になり，最悪の気分で独りで家にこもります。そして，男性が私に興味を持っているようにみえたら，私は気が変になります。彼の注目に値しないと思うので，私はすぐに彼と性的な交渉を持ってしまいます。それから，自分がふしだらな女と思い，自己嫌悪に陥って，おかしくなるまで食べたり，飲んだりせずにはいられません。私はもうこれ以上耐えられません。いつだって自分のことが嫌いでたまりません！
> 治療者：本当の問題への取り組み方について話し合いましょう。本当の問題というのは過食でも飲酒でもなくて，自分をどう感じ，どう扱うかです。あなたが怖いと感じる時や，不安な時にすることを一緒に変えられると思いませんか？
>
> このような患者は，多衝動性の行動問題を抱えている。障害が併存する場合，上記のケースのように，1つの根本的な弱点を反映していることもあれば，より複雑で多くの病理を持っている場合もある。

1.7　診断手順と説明

> 多くの確立され標準化された半構造化診断面接と自己記入式質問票で，摂食障害の重症度を評価できる

　さまざまな摂食障害の症状の存在と重症度を確定するため，そして治療経過中の症状の変化を見極めるために，すでに確立され標準化されている半構造化された診断評価法や面接，自己記入式質問票が，数多くある。ここでは最も広範に用

いられ，最も妥当性のある評価法を概観する。使用する場合には，各評価法の長所と欠点を知っておくべきである。標準化された評価法は，単に研究目的にとどまらず役に立つ。これらの評価法は，症状の存在と重症度に関する一貫した包括的な情報を得るのに有用であると同時に，症状の改善や増悪傾向をモニターすることを可能にする（Pike, 2005）。最後に，これらは患者の臨床的な状態を比較するための，確立された基準を提供してくれる。

一般的に面接は，患者の実際の症状について最も正確な情報を提供してくれる方法だと認められており，質問票への回答のように自己呈示に関する懸念に影響されることは少ない。しかし，綿密で正確な面接を行うには，多くの練習や気配り，専門的知識などが要求される。

表8 摂食障害診断のための構造化された診断面接，半構造化面接，自己記入式法

構造化された診断面接
- 診断のための構造化面接（Structured Clinical Interview for Diagnosis（SCID））

半構造化された診断面接
- 摂食障害評価法（Eating Disorder Examination（12th edition））
- イエール・ブラウン・コーネル摂食障害評価尺度（Yale-Brown-Cornell Eating Disorder Scale（YBCED））
- 摂食障害の診断検査（Diagnostic Survey for Eating Disorders（DSED））

自己記入式法
- 自記式摂食障害評価法（Eating Disorders Examination（EDE-Q4））
- 摂食障害調査票（Eating Disorders Inventory（EDI））
- 摂食態度検査（Eating Attitudes Test（EAT））
- 体形質問票（Body Shape Questionnaire（BSQ））
- 体形や体重に基づく自尊心評価票（Shape and Weight-Based Self-Esteem Inventory）
- 神経性食思不振症の変化の段階質問票（Anorexia Nervosa Stages of Change Questionnaire（ANSCQ））

臨床のツボ 身体指標の測定

摂食障害患者を評価する際に，身長や体重のような身体的な指標は，直接測ることが重要である。患者の自己報告は概して偏り，誤っているからである（McCabeet al., 2001）。さらに，体重を測る前にポケットにおもりを入れたり，水をがぶ飲みしたりしていないことを確かめなければならない。しかし，だからといって，正確に体重を測るために下着姿になる必要があるというわけではない。思慮深さと敬意のこもった態度が必要とされる。

1.7.1 構造化された診断面接

診断のための構造化面接 *Structured Clinical Interview for Diagnosis (SCID)*。DSM-IV-TR に基づいて，患者の臨床像に最も合う診断を決定するために用いられる一般的な診断面接（First et al., 1996：http://www.scid4.org）。しかし，この面接は，摂食の精神病理の重症度を連続的に測定できない。したがって単独で使われるべきものではなく，摂食障害の精神病理の包括的な評価方法を組み合わせた，さら

SCIDは，患者の症状に最もふさわしい診断をするのに用いられる

に強力な道具一式の一部として使われるべきである（Pike, 2005）。

1.7.2　半構造化面接

> EDEは最もよく用いられる診断面接法である

摂食障害評価法 *Eating Disorder Examination (EDE 12th edition)*。摂食障害に関する特定の精神病理を評価するために最も幅広く用いられている診断面接法（Fairburn & Cooper, 1993）。EDEは摂食抑制，摂食への囚われ，体形への囚われ，体重への囚われを評価する4つの下位尺度からなり，他に，個々の項目によって，過食やさまざまな方法での排出といった摂食障害の行動異常の重症度や頻度を評価する。

EDEとその下位項目については多くの精神測定的な解析がある。そういった解析では，下位項目には良好な内的整合性（68％～90％の範囲）を示し，面接全体が強い弁別妥当性と中等度の並存妥当性を持ち，さらに治療経過中における変化に対する感度を示した（Fairburn & Cooper, 1993）。EDEの子ども版もある（Bryant-Waugh et al, 1996）。

イエール・ブラウン・コーネル摂食障害評価尺度 *Yale-Brown-Cornell Eating Disorder Scale (YBCED)*。65項目の症状チェックリストに加えて，18の儀式的行為やこだわりに関する19の質問からなり，所要時間はわずか15分である（Sunday et al., 1995）。

摂食障害の診断検査 *Diagnostic Survey for Eating Disorders (DSED)*。あまり広く用いられていない半構造化面接で，自己記入式検査としても実施できる。DSEDは，患者背景の特徴，体重の推移，身体像，ダイエット，過食，排出，運動，以上の4つの行動に関連した行動，性的機能，月経，身体および精神疾患既往歴，生活適応，家族歴といった12の項目で成り立っている（Johnson, 1985）。

1.7.3　自己記入式評価法

> EDE-Q4はEDEの妥当な代替評価法になる

自記式摂食障害評価法 *Eating Disorders Examination (EDE-Q4)*。EDE面接の自己記入式版で，食べすぎエピソード（ある一定の時間内に大量の食物を食べて，その間自制できないという感じを伴う客観的過食と，摂取する食物量は多くないが，自制できない感じを伴う主観的過食の両者）の頻度について評価する。この自己記入式評価法は，過食——自己記入式では過大評価しがちになる症状——を除くすべての摂食障害の症状を評価するための，EDE評価法に代わる妥当な評価法である（Rieger et al., 2005）。EDE-Qは過去28日間に焦点をあて，7段階の選択肢による評価で得点される。摂食障害の精神病理の態度的側面を扱っている22項目から，下位尺度得点——摂食抑制，食事へのこだわり，体形へのこだわり——と総得点が引き出される。摂食障害（食べすぎや代償性）の行動の頻度もまた，過去4週間に生じたエピソード数に基づいて評価される。

EDE-Qの新しい版（EDE-Q6）は，間もなく入手できるようになる。この第6版で詳細なフィードバックに基づいて，レイアウト，指示，一部の項目の言葉遣

いにわずかな変更を加えている。

摂食障害調査票 *Eating Disorders Inventory (EDI)*。摂食障害の理解や治療に関係する摂食行動（過食や痩せの追求），態度（身体不満），心理的特徴や症状（例えば完全主義や対人不信など）についての標準化された質問紙法（Garner et al., 1983）。64項目のEDIオリジナル版にある8つの下位項目は（それ以降の版では，臨床上の有用性がまだ証明されていない下位項目が追加されている），6つの選択肢のある質問で評価される。そのうち特に程度の重い3つの選択肢だけが下位尺度の得点に加わる。おおよそ15分ですべての項目に記入でき，治療経過中の改善度を評価できる。子ども版もある（Garner, 1991）。

> EDIは摂食行動，態度，心理的特徴や症状を評価するために用いられる

摂食態度検査 *Eating Attitude Test (EAT)*。食事に関する症状を評価する簡単な26項目からなる標準化された検査（Garner et al., 1982）。病的であることを示すカットオフ値はあるが，この検査は摂食障害の診断を可能にするものではない。しかし，問題のある摂食行動の改善を臨床的に評価するために用いることはできる。子ども版（ChEat）もある（Maloney et al., 1988）。

体形質問票 *Body Shape Questionnaire (BSQ)*。体形，肥満感，体重や体形による自己嫌悪について評価する，34項目の心理測定的質問票。(Cooper et al., 1987)。これはANやBNかどうかを示す点では優れた評価法だが，これら2つを特にうまく鑑別できるものではない（Pike, 2005）。

体形や体重に基づく自尊心評価票 *Shape and Weight-Based Self-Esteem Inventory*。体重に関連した自己評価。個人的属性のリストから自己意識に特に重要なものを選択して順位づけをする（Gelle et al., 1997）。被験者は，自分の自尊心がどれだけ各属性に根ざしているかということを反映させて円を分割する。円における体形や体重のくさび形の角度が，この測定法の得点を表す。この測定法では，摂食障害患者と健康な若い女性が鑑別できることが示されている。

神経性食思不振症の変化の段階質問票 *Anorexia Nervosa Stages of Change Questionnaire (ANSOCQ)*。ANの症状と変化の段階モデルに基づいて変化や回復への患者の準備性を評価する有効な20項目からなる尺度。特に入院患者の自己効力感や体重増加を予測する良い指標である（Rieger et al., 2000）。

> ANSOCQは患者の回復への準備性を調べる

1.7.4　身体的評価

低体重の患者には，家庭医や内科医による十分な身体状態の評価が必要である。検査には一通りの心臓血管系の検査（心電図，胸部X線など）の他，表9に示すような特別な検査を含めるべきである。特に，患者が嘔吐や排出をしている場合には，脱水や電解質異常の検査をすべきである。患者が嘔吐しているなら，歯の検査もすべきある。無月経なら，骨密度を測るべきである。入院・外来両方の摂食障害患者の包括的な身体的治療については，推薦書リストのなかのBirminghamとBeumont（2004）のテキストを参照してほしい。

> 低体重患者は，十分な身体の評価を受けるべきである

表9 ANの医学的特徴と身体的影響

組織	医学的特徴	検査と対応
細胞間の変化	●タンパク質異化の増加	臥床と起立時の脈拍と血圧のモニター
	●脱水*	モニター，補液による治療
	●浮腫（多様な原因）	保存療法——以下参照
内分泌系	●性腺刺激と性ステロイドホルモンの血清低値，排卵を伴う無月経，男性では性欲の低下とテストステロン値の低下	特に治療はなし
	●甲状腺ホルモンの末梢での代謝異常	甲状腺ホルモンと（空腹時）血糖のチェック
	●コルチゾールと成長ホルモンの上昇	検査値のフォロー
	●高アルドステロン症，反応性の浮腫	検査値のフォロー
	●低血糖	検査値のチェックとモニター
	●Ⅰ型糖尿病併存による悪い代謝調節	専門医による治療
電解質異常	●低K血症*，低Cl血症，代謝性アルカローシス	慎重にK+補充療法：まず経口で，そして最初にアルカローシス補正
	●重篤なKの減少*，筋力低下，心室性不整脈，腎障害	すべての患者をモニター（排出の最初の徴候の可能性）
	●低Mg血症（特に低Kによる難治例では重要）	全患者をモニター
	●低Ca血症，低または高Na血症	全患者をモニター
	●低リン酸血症*（よくリフィーディングの際に生じる）	全患者をモニター
	●嘔吐と関連した高リン酸血症*	全患者をモニター
胃－腸系	●急性膵炎	腸を休ませ，経鼻栄養か中心静脈栄養
	●耳下腺と唾液腺の腫脹	特に治療なし
	●胃運動性（そして早い満腹感）の低下	食事の量は少なめに，ただし回数は増やす
胃－腸系	●嘔吐，食道炎，潰瘍，マロリーワイズ症候群，破裂，慢性の狭窄*	外科紹介
	●（過食後の）胃破裂	緊急に外科紹介
	●便秘や下剤による下痢*，蠕動運動の低下，瀉下結腸，脱腸，出血，吸収不良，胃腸病によるタンパク質喪失	外科紹介
	●肝酵素の上昇，低アルブミン	酵素（ASTとALP）とアルブミンのモニター
血液系	●貧血#	すべての患者をモニター：鉄，貯蔵鉄，B12，葉酸

表9（続き）

組　織	医学的特徴	検査と対応
体　温	●低体温（重篤な感染症を隠す場合がある）	24時間以上のモニター
免疫機能	●白血球数の低値	全患者をモニター
	●ウィルス性感染には耐性，細菌感染に罹患しやすい	
心　臓	●徐脈と低血圧*	全患者に心電図，必要に応じて胸部X線ホルター心電図，浮腫に保存的治療
	●不整脈§*	
	●吐根使用による心筋症	
腎　臓	●筋タンパクの異化，クレアチニンと尿素の上昇	専門医紹介
	●低K性の腎障害	専門医紹介
	●筋肉量の低下，血清クレアチニン低下	特に治療なし
	●ケトン体，頻尿	特に治療なし
皮膚／骨格	●骨減少症，圧迫骨折	骨密度のモニター，エストロゲン補充を考慮し，専門医紹介
	●もろい毛／脱毛／生毛	特に治療なし
	●嘔吐*，手の背側のタコ，顔の紫斑，結膜充血	特に治療なし
歯	●う歯，歯冠硬質崩壊	歯科紹介
生殖系	●流産，周産期の死亡，未熟児，低体重児，先天性の奇形の増加	妊娠の誘発は効果的かもしれないが無分別；専門医による妊娠の管理

*飢餓だけでなく排出行為にも合併症；#栄養不良に特徴的である正球性貧血の場合もあるが，菜食主義になる程小球性貧血（鉄欠乏）が増えている。銅欠乏が関係していることもある。；§心室性不整脈は死亡のよくある原因。
Buemontらの許可により掲載。王立オーストラリア・ニュージーランド精神医学会のANのための臨床実施ガイドラインチーム（2004）。オーストラリアとニュージーランドのANの治療指針。Ausutralian and New Zealand Journal of Psychiatry, 38663 Blakwell.

2 摂食障害の理論とモデル

すべての摂食障害患者にみられる唯一の症状は存在しない

　これまで3つの主な摂食障害について説明してきた。そして多様な発症の仕方，症状パターン，経過があることがわかった。そのため，1つの原因でこれらすべてを説明することはできそうにもない。それどころか，すべての摂食障害患者にみられる唯一の症状は存在しない。大部分の患者にみられる「太ることへの恐怖」や「身体像の障害」または「自己評価が体重や体形に過度に基づく」などの一般症状は，摂食障害の心理的基盤であることを意味している。しかし，無月経のように明らかな身体症状に加え，著しい体重減少や過食のような身体症状もある。

　これまで摂食障害の多様な危険因子が明らかにされてきた（表10参照）。これらの危険因子が摂食障害の発症に導く主なモデルについて説明していく。

表10　摂食障害発症の危険要因

社会文化的要因：
- 女性性（あるいは男性における女性らしさ）
- 思春期
- 民族性／西洋文化
- 人種（アジア人や黒人は防御的）
- 社会階級（貧困は防御的）
- 同世代の仲間やメディアによる痩せの理想化
- 都会の環境

家族要因：
- 父または母がダイエットをしているか，肥満か，摂食障害
- 感情障害，不安障害，物質使用／乱用，パーソナリティ障害の家族歴
- 絡みあいや過度に批判的な家族

発達／環境要因：
- 幼少期の食行動／消化器系の問題
- 身体を際立たせることへの没頭や追求（例えばバレエや体操）
- 幼少期や思春期のいじめ
- 性的虐待や身体的ネグレクト（BN）

遺伝要因：
- クロモソーム1（AN）かクロモソーム10（BN）
- 1親等が摂食障害

身体的要因：
- 早産
- 出生時外傷
- 4〜6月生まれ
- 早い思春期
- BMI高値

性格的／心理的要因：
- 低い自尊心
- 身体不満
- 摂食抑制／抑制的食行動／ダイエット
- 完全主義
- 強迫
- 頑固
- 恐がり／不安
- 自己主張しない性格
- 迎合的
- 引っ込み思案
- 抑うつ的／否定的感情

2.1 心理的モデル

2.1.1 Bruchの心理的モデル

　Hilde Bruchは，摂食障害の近代理論を初めて打ち立て，ANを「多くの要因が同時に相互作用しあって決定される複雑な状態」と述べた（1975, p.159）。これらの患者にとって，食行動や体形は多様な，非栄養的な目的——特に状況や自己の少なくとも一側面をコントロールするというニーズ——を満たすため，または危機的な対人関係や内面的状況を回避するために利用されている，ということを，Bruchは初めて指摘した。その後の多くの理論とは異なり，Bruchは主要な問題として，患者の摂食や摂食しないことのみに焦点を当てなかった。彼女は主要な心理的機能不全を，身体像の重度の障害，空腹や他の体内信号を適切に解釈できないこと，そして「根底にある強烈な無能力感」とみなした（Bruch, 1978, p.xxii）。Bruchのように多くの研究者たちは，1960〜70年代（今日まで続く）に出現し始めた女性の社会的役割と女性への期待に加えて，それと自制，克己を示し，性を強調しない理想的な女性の体形を達成するための圧力が，摂食障害急増の中心的な原因と指摘している。これらの摂食障害は1970年にはほとんど注目をされなかったが，10年も経たないうちに，現在に近い割合で思春期の女性を苦しめるようになった。

　西洋の女性は，自分たちを束縛していた社会的な檻を壊して飛び出しつつあったが，一部の女性にとってこの自由はあまりにも脅威的だったため，自分自身の心理的な檻を創り出してしまったとBruchは仮定した（Bruch, 1978）。彼女は，AN患者が摂食と体形を誇らしげに支配しているように見えることに内在する矛盾を説明した。実際のところは摂食が彼女らを支配しているからである。

　Bruchの考えは，摂食障害に対する現在の評価，治療，理解の仕方にいまだに反映されている。

　摂食障害を評価するために最も広く使用されている方法は，Bruchの観察を反映しており，1970年代に彼女が同定した摂食障害の多くの誘因は，なお主要な危険因子として考えられている。現在，摂食障害への社会文化的影響について主な焦点とされている要因を最初に特定したのもBruchであった。また，彼女は摂食障害を促進するものとして，ダイエットと痩せた身体像の追求を指摘した。これらは，今日でも誘因として考えられている（Stice, 2001）。完全主義と低い自尊心が原因の一部と考えられていること（Polivy & Herman, 2002；Striegel-Moore, 1997）も，Bruchが仮定した摂食障害の原因に関する論拠にその源をたどることができる。今日研究されだした自己同一性欠陥 identity deficits（Wheeler et al., 2001）でさえ，Bruchが最初に気づいたものである。彼女が記しているように，

> AN患者は，食行動を非栄養的な目的のために用いる

> Bruchの考えは，現在においても用いられている

臨床のツボ　栄養障害は症状であって，原因ではない

ANの栄養障害による重篤な身体合併症や，骸骨のような外見にもかかわらず，ANは本質的に心理的障害である。それは心理的原因論，症状（自身についての感情，コントロールの問題など），治療するために開発された治療法に反映されている。根底にある心理的問題をなおざりにして，栄養障害と食行動異常に目を奪われることを避けることが重要である。

> ANは，本質的には心理的障害である

「(摂食障害患者における)一般的特徴は，自分自身を個人として認めないことや，自分の将来が見えないことである」(1978, p.34)，そして「自律の意識が不完全であるため，自分で判断したり自分の意見を形成することが苦手である」(1978, p.45)。Bruch は，栄養障害の影響により根底にある心理的問題の一部が見えなくなるとも主張しており，(主に認知的な)治療的介入を試みる前に栄養療法を行うことを推奨している。それにより，治療から利益を得るための認知能力を得る。

最も大切なこととして，Bruch は「体が細いか太いかに関する心配は煙幕でしかなく……真の病気は自分自身についての感じ方に関係している」と述べている (1978, p.127)。

2.1.2 Fairburn の危険因子モデル

Fairburn と Harrison (2003, p.409) は問題の複雑さを認め，摂食障害発症の具体的なモデルを提唱することを拒んでいる。「関連している個々の成因過程についてほとんど何もわかっていないし，摂食障害の発症と持続について，そういった過程がどのように相互作用し，どのように変化するのかについても，ほとんど何も知られていない」と言うのである。遺伝的要因を認めつつ，Fairburn ら (2003, 1997 など) は，摂食障害の発症に関与する危険因子を大きく分けて 2 種類あるという仮説を立てている。すなわち精神障害の全般的リスクを高めるもの (病前の不幸な体験など) と，ダイエットや食行動異常のリスクを特異的に高めるもの (子ども時代の肥満や家族性の肥満，早期の初潮，そして体重や体形に対して敏感にさせるような他の要因など) である。例えば，最も強い危険因子への曝露に関して言えば，BN 患者は精神科的に問題ない人々よりも精神障害を持つ患者と似ている。しかしながら，BN 患者はダイエットや否定的な自己評価のリ

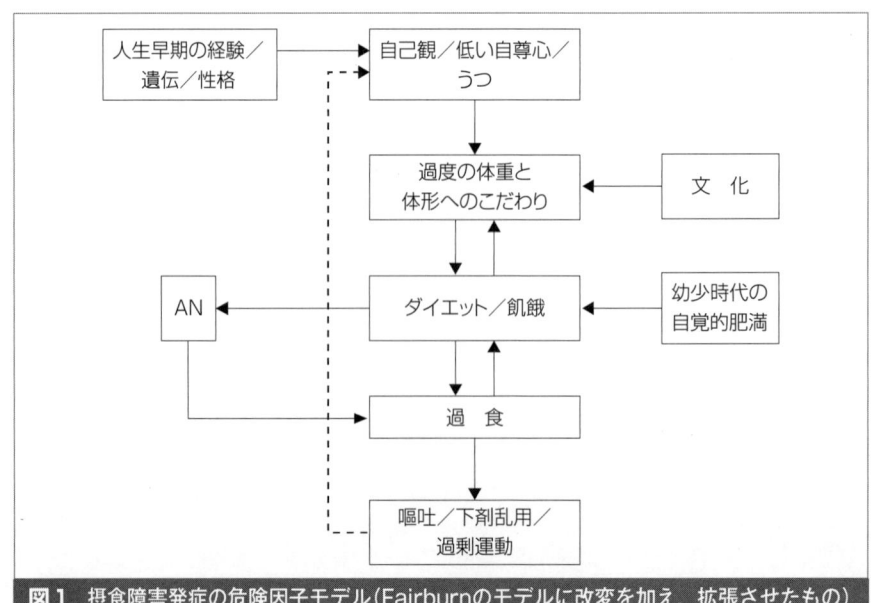

図1 摂食障害発症の危険因子モデル(Fairburnのモデルに改変を加え，拡張させたもの)

スクを高めそうな要因に晒されたという，特有のパターンを示す。このことは，BN が精神障害の一般的な危険因子と，ダイエットの特異的な危険因子の双方に曝露された結果として生じるという仮説を支持している。さらに Fairburn ら（2003；図 1（p.30）参照）は，摂食障害発症の危険に寄与するものとして，低い自尊心や完全主義などの性格要因の関連を想定している。

2.1.3 嗜癖モデル

摂食障害の嗜癖モデル（Wilson, 1991；2002）は，摂食障害，特に過食を呈する障害には嗜癖過程が存在すると仮定している。薬物乱用者と過食症患者は，問題の物質（薬物あるいは食物）を渇望し，これらの物質が近くにあると自制できないと感じ，感情状態を調節するために乱用を行い，それに夢中になり，同時にそれに囚われ他人から隠そうとする（Wilson, 2002）。食物に対して条件づけされた生理学的反応によって，インスリンが先行して分泌され（Booth, 1988；Woods & Brief, 1988），食物に対する渇望や過食を生じる（たとえ食物に対する耐性の増強だけであっても；Booth, 1988；Wilson, 1991；Woods & Brief, 1988 など）。一部の人は，一種の化学物質への依存を形成するような特定の食物に脆弱性を有していると考えている（Wilson, 2002）。それゆえに，こういった個人は薬物依存者が依存物質を断たなければならないのと同様に，これらの食物を避けなければならない。

その他，過度の運動を伴う自発性飢餓は内因性オピオイドに対する嗜癖を反映している可能性がある（Davis & Claridge, 1998）。AN 患者や BN 患者がアイゼンク性格検査の嗜癖尺度において高得点であることと，嗜癖性・体重への囚われ・過剰運動の相関は，この意見を支持している。過剰運動は，運動の必要性についての病的認知に影響するような，嗜癖的な性格特徴と強迫的な性格特徴の結合を反映していると仮定されている（Davis et al., 1999）。また，過剰運動は気分調節に役立つと考えられている（Davis & Woodside, 2002）。一方では，食物に対する渇望を生じる BN 患者の少なくとも一部が，「嗜癖的」と形容できそうな一連の行動を示すことが指摘されている（Gendall et al., 1997）。これらの行動には，アルコール乱用や依存，ダイエット薬や下剤乱用に加え，過度の嘔吐，過度の運動が含まれる。実際に薬物の報酬や薬物嗜癖に関連している神経回路網は，食物のうまみや食物に対する渇望にも関連している。このことは嗜癖薬に対する強い欲求と食物に対する強い欲求を表現するために「渇望（crave）」という単語を使うのが適切であることを示唆している（Pelchat, 2002）。

Wilson（1991, 2002）は，摂食障害の嗜癖モデルを 3 つの主な理由により退けた。第 1 に，摂食障害患者における物質乱用の割合は高いものの，「嗜癖的性格」に対する証拠はほとんどあるいは全くない。物質乱用の多さは単に併存症を表している（不安障害，強迫性障害，うつ病の場合と同様に）だけかもしれないし，または重篤で多くの問題を抱えている患者は，より助けを求めて治療的サービスを受けることが多いという事実を表しているだけかもしれない（Wilson, 1991）。第 2 に，このモデルは，摂食障害の中核となる臨床的特徴を考慮していない。そのなかでも最も重要なのが，摂食抑制，体形に対する異常な態度，もしくは極度に

> **賛否両論のあるモデルの 1 つは，摂食障害が一種の嗜癖だと仮定している**

> **過剰運動は，内因性オピオイドの嗜癖につながる可能性がある**

> **嗜癖モデルは批判されている**

低い自尊心・対人不信・無能力感といった根底にある精神病理が果たす役割である（Wilson, 1991, 2002）。最後に，嗜癖モデルはダイエットと摂食障害の精神生物学的つながりを説明していない。Wilsonによると，過食行動は嗜癖障害の診断基準（耐性，身体的依存，渇望）を満たしておらず，過食症者と薬物嗜癖者の見かけ上の類似性（渇望，物質を摂取することに対する自制心の喪失など）は本当に表面的なものでしかないという。類似点と同じ数だけ，明らかな相違点が存在する。例えば，薬物嗜癖の場合，薬物への耐性と条件づけされた依存は，乱用物質を断つことによって改善されるが，一方，過食症者の場合には制限し続けることは逆効果で，より渇望と過食を生じる。規則正しい普通の食事を摂ることによってしか，過食症者は過食を促進させる条件づけされた脳内インスリン分泌を避けることができない。また，食物が嗜癖性の物質であるという証拠はないし，食物がなくても離脱症状は起こらない。ただ，飢餓による他の生物学的な二次的症状が生じる（Wilson, 2002）。さらに薬物嗜癖者は嗜癖薬物の前では屈服してしまうが，摂食障害患者（特に過食症患者）は，必ずしも食べるたびにどうしても自制を失ってしまうというわけではない。そのうえ，嗜癖モデルは過食という1つの徴候に焦点を当てているが，これは摂食障害のただの一面でしかない（そして必ずしもすべての摂食障害患者に存在しているわけではない）。最後に，過食は痩身願望を達成するためのダイエットや食事制限の産物である要素が大きいと考えられるが，物質乱用は最初にその物質を避けたことから生じるのではなく，むしろ逆である。それゆえにWilsonは嗜癖モデルを「概念的な行き詰まり」と考えている。

> **臨床のツボ** BN患者は，恐れている食物と向かい合う必要がある
>
> アルコール乱用と依存の治療（AA，12ステッププログラムなど）において効果的とされている断酒モデルが，BN患者の過食の治療において何らかの効果を有するという科学的根拠はない。BN患者は「恐れている」あるいは「タブーとされている」食物を永遠に避けようとするよりはむしろ，向かい合い，適度に食べることを学ばなければならない。
> 実際に，食物への渇望の研究は，特定の食物を避けることで結局その食物を過食してしまいやすくなることを示唆している（Polivy et al., 2005）。太りやすいなど，何らかの理由で受け付けられないと認知されている食物を避けることは，摂食障害の中核部分であるため，治療として食事のなかに回避している食物を組み込んでいく。

2.1.4 認知モデル

BNの認知行動理論は，摂食障害の発症と治療に関する，経験に基づいた主要な理論だと多くの人々に考えられている（Fairburn et al., 2003；Vitousek, 2002）。減量への囚われや太ることへの恐怖症的回避——摂食障害の特徴——は，自己評価や自己価値の決定において，体形や体重に過度に依存していることと関連しており，認知の障害である。このことは摂食障害そのものに強い認知的影響を及ぼしていることを示唆している（Fairburn, 2002）。さらに最近，多くの患者において4つの認知的持続過程の1つかそれ以上が，摂食障害の中核の障害と相互作用して，摂食障害を持続させ変化を妨げているのではないかと提唱されている

2. 摂食障害の理論とモデル

(Fairburn et al., 2003)。具体的に言えば、その4つの持続過程とは、完全主義、慢性的に低い自尊心、気分不耐性、対人関係問題である。これらの認知障害のすべてが摂食障害の中心であり、行動上の症状（食事制限、ダイエット、過食、代償性行動など）は認知障害から派生する（Fairburn, 2002）。さらに、特にAN患者では、例えば摂食抑制など、痩せへの根本的なこだわりの認知的派生物が、精神的優越感や競争心といった、障害の除去をより困難にする強化作用を促進してしまう（Virousek, 2002）。

信念や期待、そして体の大きさや食事に関する情報処理過程におけるある種の偏りは、脆弱性のある個人に摂食障害を発症するのに寄与すると仮定されている。そして、摂食障害患者がその種の偏りを示す多くの事実がある。摂食障害の認知理論は、身体的外見についてのこのような非機能的な態度が、摂食障害発症に導く食事制限、身体不満、痩せへの過大評価等のような危険因子を生じると仮定している（Spangler, 2002 など）。事実が示唆するところでは、自尊心や体重に対する過度のこだわりはまさにここで仮定されているように働き、過食や排出などの多様な大部分を説明している。けれども、この特定の研究において、摂食抑制は精神病理性の予測には寄与していない（Byrne & McLean, 2002）。

> 摂食障害は、認知障害とみなせる

他の情報を排するほど食物や体重を重視する態度を生じさせたり、そういった態度を反映したりする情報処理過程の偏りは、否認、治療抵抗性、治療的介入への誤った解釈といったANやBN患者の精神病理学的特徴を導くかもしれない。摂食障害患者は特に体重、体形、食物に関連した情報処理過程や記憶において異常を示すことが証明されてきた（Rieger, 1998）。とりわけBN患者は、体重や体形に関連する言葉についての認知の偏りを、一方、AN患者は食物に関連する言葉についての認知の偏りを示す傾向がある。

> 情報処理過程に偏りがある

しかしながら、これらの偏りが摂食障害を引き起こしたり寄与したりするかについては明らかではない。というのは普通にダイエットしている人や空腹の人も、これらの認知的偏りを示すからである（Mogg et al., 1998）。したがって、こういった摂食障害と相互関係を持つ認知は、食事制限や体重減少の原因というよりはむしろ結果である可能性もある。AN患者において体重が改善した時でも、認知能力が必ずしも改善されるとは限らない。このことは、認知機能が摂食障害の精神病理に直接関連していない可能性を示唆している（Green et al., 1996）。さらにこの理論は、摂食障害の発症における認知の経時的影響を十分検証していないことや、誰がどのような摂食障害にかかるかを判断するための予測法も生み出していないという欠点が批判されている（Cooper, 2005）。この理論は摂食障害患者が示している認知的現象を完全に捉えきれていないし、認知と行動、情動、身体反応との間のつながりを明らかにすることにも成功していない。しかも、認知理論は実際に摂食障害を引き起こす要因よりも、持続させている要因により焦点を当てているように思われる。

他方、「第2世代の認知理論」は、このモデルを自己についての中核的信念へと拡張した（Cooper, 2005）。Wallerたちは、摂食障害患者に問題となる中核的信念があるかどうかを検討した。摂食障害患者には、食行動と体重に関係しない認知機能異常があるという事実が存在する（Leung et al., 1999）。摂食障害患者は、資格などに関して不適応的認知が高かった。中核的信念の全般的な役割が、正常人

> 不適応の中核的信念は、子育てが不適切だったという考え、または性的虐待に基づいている可能性がある

を対照にBN患者において検討された。差が出たのは，自覚されている欠陥／羞恥，不十分な自己制御，不達成などであった（Waller et al., 2000）。BNの特定の症状に関して言えば，感情的抑制の信念は過食の重症度を予測した。一方で，欠陥／羞恥の信念は嘔吐の重症度を予測した。これらの不適応的な中核的信念のすべては，特にAN患者において子育てが不適切だったという認識（Leung et al., 2000）か，児童期の性的虐待（Waller et al., 2001）に関連しているようである。同様に摂食障害患者は，摂食に関連した思考の増加と，体重や体形へのこだわりの強まり，そして摂食・体重・体形は自己および他者から受容される手段だということに関連するより多くの思い込みを報告した（Turner & Cooper, 2002）。さらに，摂食障害患者は正常対照群よりも全般的に否定的な自己信念を持っており，それには不合理で否定的な信念の強さと，それに関連する苦痛も含まれる。これらすべては否定的な幼少時の体験に関連しているようである。Wallerらは，これらのデータに基づき摂食障害に関する拡張したスキーマ理論を開発した。ANは，一次性の回避（拒食に伴う否定的認知と感情の回避）を反映し，一方BNは二次性の回避（嫌悪的認知と感情を隠したり遮断したりするための過食）を表すことを示唆した。(Cooper, 2005)。

第2世代の認知理論がある

その他にも最近，摂食障害の認知理論の改変が提案されており，経験的に検証され始めている。BNに対するCooperの認知理論では，自動思考（コントロールの欠如，摂食の許可，食物に関連した肯定的あるいは否定的な思考）の'悪循環'が否定的な自己信念や，体重，体形，摂食，自己についての根底にある思い込みと結合すると説明している（Cooper, 2005）。実際に否定的な気分が過食に先行する（そして恐らく過食の契機となる）（これについての説明はPolivyとHerman, 1993などを参照のこと）という事実や，摂食のコントロール感がAN患者にとって重要であるという事実が存在する（Cooper, 2005）。

2.2 パーソナリティ素因理論

特定の性格傾向，例えば完全主義は多くの摂食障害患者を特徴づけている

特定の性格傾向が多くの摂食障害患者を特徴づけているように見え，それらは摂食障害の発症に対する脆弱性の一因として考えられている。摂食障害の症状を評価するEDI（p.25）は，摂食障害と理論的に結びつけられるとともに，摂食障害の根底にあり発症を助けると考えられている性格的素因を評価するように考案されている。

こういった素因の多くはBruchの心理的理論に由来するものである。EDIを用いた研究により，摂食障害患者には，完全主義，無能力感（または低い自尊心），内部知覚の低下（または空腹や満腹などの内部信号に対する鈍感さ），対人関係での不信などの性格特徴がより多く見られることが示されている（Garner et al., 1984；Leon et al., 1995など）。摂食障害発症の予測モデルでも，性格的素因として完全主義，低い自尊心，摂食抑制などが，前方視的研究により個別に施行された（Vohs et al., 1999；Vohs et al., 2001）。

Strober（1980）は，正常体重に回復した思春期AN患者において，摂食障害を発症する前に強迫的な性格特徴，外向性，社会的承認の要求があったことを見つ

けた。Stice（2001）の二重経路モデルでは，自分の身体に対する不満とこれに続くダイエット（恐らく低い自尊心を反映している（Heatherton & Polivy, 1992）），そして抑うつ気分の傾向は摂食障害の発症を予測すると推定している。発達や対人関係上でのストレスに対する反応としてのダイエットや排出も，摂食障害の発症に関係しているとみなされている（Nevonen & Broberg, 2000）。

2.3 生物学的／生理学的モデル

2.3.1 遺伝理論

前項で論じてきた性格特徴（完全主義，強迫，頑固，恐がりなど）は，遺伝に基づいているかもしれない。気質の違いが，患者の家系に認められており（Grilo, 2006），この見解を支持している。双子，家系，分子遺伝の研究は，遺伝要因の関与の可能性を明らかにした（Collier & Treasure, 2004；Klump & Gobrogge, 2005 など）。異なるクロモソーム上の遺伝子が AN と BN において同定され，この2つの疾患が実際に異なる疾患である証拠だと解釈されている（Grilo, 2006）。

> 摂食障害には遺伝的基盤が存在する可能性がある

2.3.2 ホルモン理論

摂食障害は典型的には思春期に発症する。この時期は若い女性にとって大きなホルモンの変動期であり，体脂肪の増加と分布の変化を生じる。結果として現われる体の曲線や体形変化は，若い女性が理想として求める細い体型とは一致せず（次項参照），ダイエットに導くことが多い。同時に少女は異性と交際を始める時期でもあり，よりプレッシャーやストレスにさらされる（Striegel-Moore, 1997 など）。実際に早く思春期を経験する女性は，特に摂食障害に罹患しやすいようにみえ，このことがホルモン変化とそれに関連したストレスが原因ではないかという見解を支持している。

> ホルモンの変化やストレスが原因の可能性がある

2.4 文化社会モデル

文化社会モデルによると，西洋社会が痩せを理想化し，メディアのなかのスリムな「お手本」に常に曝露されることが，若年女性に広がる身体不満の一因だという。罹患しやすい個人は，病的なダイエットを始め，結局，摂食障害に陥る。ある研究（Mills et al., 2002）によれば，理想的モデルに曝露されると，若年女性は空想のなかの痩せた将来の自己に向かって努力しようという気になり，ダイエットを始める可能性がある。生物社会学的な見解では，社会的な痩せの追求（そして脆弱性のある個人における摂食障害の発症）は，女性間の性的競争を反映していることが示唆されている（Abed, 1998）。痩せることで，男性に対してより魅力的になり，女性の生殖の可能性が高まるのかもしれないし，あるいは反

> メディアのなかの痩せたモデルの写真は，病的ダイエットと関連しているかもしれない

対に痩せる（痩せ衰えて繁殖力を損なう）ことで，より都合の良い時期になるまで生殖が延期されるのかもしれない。延期すれば，若年女性は子どもをもつ負担なしに職場で競争できるようになる（あるいは，性的関心をあまりにも脅威的で圧倒されるものと捉えている女性は，それを完全に避けられるようになる）。1970年代にこの障害がより広く認められるようになって以来，多くの摂食障害患者の女性性が，この種の文化社会的推論を生み出した。

2.5 統合的／生物心理社会的モデル

このように，摂食障害の成因に関して多くのモデルや理論がある。推論は身体，家族，心理社会的要因を支持し，一般的にこれらの要因が複雑に相互に絡み合って摂食障害を生じると仮定されている（Ward et al., 2000）。これが生物心理社会的モデルであり，身体，過去の振る舞い，環境（生物的，心理的，環境的な要因）の間の相互作用を仮定している。生物心理社会的モデルは，この20年近くの間，摂食障害発症の主要モデルであった（Schlundt & Johnson, 1990など）。

> 現在，摂食障害の多くの要因は，あまりよく理解されていない

このように摂食障害は多様な要因からなると思われるが，その相互作用と統合は現在もなおよく理解されているわけではない。1つには，どの精神障害の発症に関しても原因データを集めることは難しいということを反映しているのかもしれない。摂食障害の研究においては，面接や質問票への口頭や記述による回答を用いた自己報告のデータが主な源である。しかし，あいにく自己報告は，信頼性が低いことで有名である（Hay & Touyz, 2007）。摂食障害の研究者は，他に使えるデータがほとんどないという理由からだけでも，患者の自己報告をそのまま受け入れねばならない。摂食障害患者も，この30年にわたり摂食障害の源を特定しようと努めてきた研究者と同様，自分自身の障害の源を確定できそうにない。摂食障害の成因を完全に理解するためにはまだまだ研究が必要である。

3 診断と治療の適応

　この章は，摂食障害患者の診断の仕方と治療方針の立て方について臨床医の理解を促すことを意図している。臨床医が考えうる治療の選択肢は多岐にわたる（4章で詳しく説明）。摂食障害の症候学では，精神面，行動面の症状の他に，身体合併症の可能性が存在する。摂食障害という臨床診断を下すということは，1つの行動上および／または心理的集合体が存在し，それによって患者が苦悩や障害を経験しているか，病的状態や致死率の危険性が高まる可能性を暗に意味している点を忘れてはならない（Grilo, 2006）。

　現在，超診断的な治療が注目されつつあるが，個々の摂食障害には各障害が示す異なる症状を解決するための独自の治療法が必要である（例えば，低体重患者対正常体重のBN患者の過食など）。このため，それぞれの症例においてどの摂食障害の診断が主であるかを決定する必要があり，体重減少を伴ううつ病，食物に対する恐怖症，被毒妄想を持つ統合失調症のような精神障害や，体重減少を引き起こす悪性腫瘍を除外することが必要である。摂食障害の診断基準は何度も改訂されているが，摂食障害の症状を呈している患者がどのカテゴリーに属するかについてコンセンサスは得られていない。30～60％の患者が，ANとBNの診断基準を満たさないのでEDNOSというゴミ箱的診断名がつけられている。これは診断における妥当性の欠如が続いていることを示唆している。

> 現在，超診断的な治療が強調されつつある

3.1　摂食障害の診断

　明確なダイエット歴，肥満恐怖，意図的な過剰運動および／または自己誘発性嘔吐を呈する著しく痩せた患者をANと診断するのは容易である。しかし，呈する症状がいつもこれほどわかりやすいとは限らない。例えば，多くのAN患者は，低栄養状態であることや食べていないことを（あるいはもっと若い患者においては，体重が増えず適切に成長していないことを）徹底的に隠そうとする。BN患者の過食と自己誘発性嘔吐は常に秘密に行われる。過食を呈する患者は，過食や代償性行為を恥ずかしいと思っているため，問題の深刻さを明るみに出すことを嫌がる。AN患者は，問題を抱えていることを否認しがちである。体重増加につながるような治療を受けたくないからである。

> ANの診断は，思っているほど簡単ではない場合もある

3.2　初回面接の実施

　摂食障害患者は，自分の問題を認めて治療を求めることに抵抗を示す。両親や友達に連れてこられた時でさえ，援助を避けようする。患者は正直でないかもし

> **臨床のツボ** 摂食障害診断の手がかり
>
> 身体的／医学的手がかり
> - BMI が標準の 85% 以下
> - 無月経，不規則な月経
> - 腹痛，膨満感，嘔気，説明できない嘔吐，便秘，突然の食物アレルギー出現
> - 咽頭痛，過度の歯牙酸蝕症，手背の吐きダコ（すべて嘔吐による）
> - 胸痛（嘔吐を続けていると胸筋痛を引き起こす場合がある）
> - 痩せ薬，下剤，利尿剤，催吐剤などの要求
>
> 心理的／行動上の手がかり
> - 肥満感，体重や体形への過度のこだわり
> - 抑うつ気分と不安の亢進
> - 低い自尊心や無効力感，自制心のなさ
> - 不眠
> - 特に，かつては高い社会的機能を示していた場合の，社会的孤立
> - 完全主義
> - 白か黒か／全か無かの思考

れないということと，しばしば他者に強く勧められて面接に参加しているのだということを忘れてはいけない。

患者を治療に導入する必要がある

さらに最近は，患者（両親は言うに及ばず）がインターネットで情報を得ていることもある。患者は，脚色された説明や，摂食障害を促進するようなウェブサイトを見ているかもしれない。そういった説明やサイトはいずれも，治療は強制的な栄養補給や長期間の不本意な入院だと誤って伝えているかもしれない。それゆえ，患者が恐怖感や不信感を持っても無理はない。だからこそ，患者を治療に導入することが重要なのである（摂食障害行動には自我親和的な性質があるため，他の障害以上にこれが重要である）。AN 患者は痩せや体重増加の必要性に焦点を当てない方が，初回面接に導入しやすい。

心理的治療を導入する前に身体的評価を行う必要がある

精神科的評価がなされる以前に，内科医，小児科医，家庭医により身体的診察を含む医学的な評価がなされていることがきわめて重要である。心理的治療を開始する前に，臨床医は患者の身体的危機の程度を知っておかねばならない。摂食障害の身体的特徴は，障害自体の合併症というより，しばしば栄養障害の影響を反映しており，食行動や体重の正常化により改善する。臨床医が知っておかなければならない重要な医学的問題の1つに，吐根を乱用することの危険性がある。AN や BN の患者は，嘔吐を誘発するために吐根を使うかもしれない。繰り返し吐根を使うと，心臓にダメージを与え，致命的になる場合もある（Birmingham & Beumont, 2004）。必須の検査について表11に挙げた。

これらの諸検査は，著しい体重減少，嘔吐や排出行動がみられる AN や EDNOS-AN のすべての症例において指示される。BN，BED や他の EDNOS 患者の場合，必要な検査項目はもっと少なく，全血球算定や生化学検査（電解質，クレアチニン）で十分である場合が多い。

患者は親と別に面接する必要がある

心理的評価には少なくとも，表8に挙げて説明した自己記入式評価尺度の少なくとも1つを含めるべきである。最初に両親の同席なく，患者から面接することが重要である（たとえ両親が本当の問題を知るために同席の必要があると主張したとしても）。摂食障害の特徴の1つに，患者はどうにもできないと感じている

表11　心理的評価前に行う諸検査			
●全血算	●血清電解質	●クレアチニン，尿素	●BUN
●Mg	●P	●AST	●ALP
●Alb	●CPK	●空腹時血糖，B₁₂，葉酸，Ca	●甲状腺機能
●検尿	●心電図	●骨密度測定	

ことである。そういった相手を治療に導入するためには，治療者は患者をある程度，力づける必要がある。秘密裏の問題を話すために自主性を与えることは，患者と親密な関係を築くのに役立つ。また，治療者は患者に，治療が部外秘であり，患者の発した言葉は決して両親には伝わらないことを示す。しかしこれに関して1つの大事な警告がある。それは患者が自傷の兆候や自傷行為の意図を示した場合には，そのことは関係当局および／または両親に知られるということを患者が知っておかねばならない，ということである。評価の場を対立的なものにするよりもむしろ，この過程においては患者自身の協力を得るのが常に最良である。

　治療者は，患者の体重や食行動に注目したいという衝動に耐える必要がある。なぜなら，前治療者がすでにそれをして，失敗してきているからである。「今日ここへ来たことについて，どう思いますか？」あるいは「あなたが今，困っている重要な問題は何だと思いますか？」と尋ねれば，すべての患者が問題意識をもっているわけではないことや，患者は他人が心配していることと全く違った問題を心配しているのがわかる（Thornton et al., 2005）。他の有用な戦略は，変化することが困難で恐怖を引き起こす理由について患者と話し合うことである。これにより，「ダイエットがとんでもない事態に発展した」ことに患者が苦しんでいるというだけではなく，障害が患者の適応的目的に役立っていることがわかる。実際，治療者がそのような患者の治療において直面する最大の課題の1つは，「変化への過程」に患者を導入することである（Cockell et al., 2002）。というのは，患者は適応的と考えている行動を断念することについて，概して極度に両価的であるからである。

臨床家は，患者の体重や食行動に焦点を合わせたいという衝動に耐える必要がある

臨床のツボ　信頼関係の確立

患者が低体重であり，体重を回復するために治療が必要であるという医師の判断を受け入れることをAN患者に期待するのは，考えが甘い。治療者は創造力を発揮し，患者が病気により失っているものを明らかにする必要がある（付録8（p.115）参照）。低体重のAN患者が重ね着をしていることは珍しいことではない。その場合，優しいやり方で患者（常に寒がっている）にこのことを指摘して，患者に寒いかどうか尋ねる。いつも寒いと感じていることは栄養障害の不快な症状なのだと説明することが，信頼関係の確立に役立ち，患者の経験を理解していることを示すことになる。ここから，摂食障害に関連する病的行動についての費用便益分析（付録8）において示されているような，他の代償と，変化により得られる可能性のある利益についての話し合いに導くことができる。

　二回目の面接において，初回面接で施行した心理テストの結果と身体的検査の結果について話し合う。身体的・精神的合併症の程度により治療方針が決まる。患者が重篤であればあるほど，入院治療や急性期の身体治療の必要がある。急を要する身体的な危機や自殺の危険性がなければ，他の心理的治療法が考慮される。

表12　決定分析シートの例

決定分析シート				
	短期的な結果		長期的な結果	
	プラス面	マイナス面	プラス面	マイナス面
現在の体重であり続けるか、減り続けるならば	私が成し遂げた数少ない達成は、体重を減らすことだ。私はそれを本当にうまくこなし、それによって気分もよくなる。食べるときはいつも、自責感や不安を感じるが不食によってこれを防げる。	食物や体重について考えずにいられない。私はいつも具合が悪い。ひどい気分である（寒くて疲れて眠れない）。	私は自分の生活をよりコントロールできていると感じる。また、体重や体形について考えていると、他の問題にはもう悩まされないように思える。	友達を避けるので、ますます孤立していく。今、友達を失う危険性が現実的になっている。いつか赤ちゃんを持ちたいとずっと思っていた。自分の受胎能力を危険にさらすかもしれない。

　これらの早い段階の面接では、患者と心配している両親や友人の不安を軽減し、同時に今後の治療の困難さや期間について現実的な評価を下すのに役立つ。治療者は何としてでも、守れない約束はしないようにしなければならない。

　また、患者には「決定分析」訓練に参加するよう勧めなければならない。そのことにより病気の潜在的な利益のみを考えるのではなく、病気の否定的な結果に気づくことができるようになる。決定分析の訓練では、患者は AN のありとあらゆる短期的・長期的なプラスの結果とマイナスの結果について考えるように求められる。一例を表12に示した（Touyz et al. を改変、印刷中）。

3.3　適切な治療法を確定する

摂食障害に対して、全員の見解が一致している唯一の理想的な治療法は存在しない

　摂食障害に対して、全員の見解が一致した唯一の理想的な治療法というものは存在しない。多くの治療法が研究され、経験的に有用であることが確認されている。残念ながら、現時点において、大多数の症例に有効な治療法というものもない。

　さまざまな治療法――入院、内科的、精神科的治療から外来での自助活動まで――を示唆する異なった指標が存在する。

3.3.1　入院治療について

入院治療が必要な場合

　生命的に危険性のある内科的または精神科的合併症を呈する患者は、包括的な入院治療を受ける必要がある。それは主要な内科治療、精神科的／心理的治療やグループ療法、心理教育、支持的療法を含む。

> **表13 診断評価チェックリスト**
>
> 1. BMI（体重（kg）／身長（m²）算出のための身長と体重：BMIが17.5以下なら，診断はANらしい（ICD-10；WHO, 1992）
> 2. 過食もしくは排出のエピソードはあるか：答えが「はい」であり，頻度が基準（第1章参照）に合えば，診断は体重によりANかBNであろう。答えが「はい」であるが，BNの基準より頻度が少なければ，診断はEDNOSであろう。過食は認めるが排出，絶食，運動などの代償性行為を認めなければ，診断はBEDであろう。
> 3. 重篤な身体合併症，精神科的危機（例えば自殺），妊娠，重篤な衰弱はあるか：答えが「はい」であれば，専門医の診察を手配し，入院治療を検討する。

3.3.2 デイホスピタルでの治療について

内科的，精神科的にそれほど危険でないが，集中的な治療が必要な患者たちに対する入院治療の代わりに，新しい試みとしてデイホスピタルのプログラムがある。一般的に，患者は週に3～5日来院し，朝早くから夕食後まで過ごす。利点として，患者がある程度の学校，社会，職業生活を維持し，定期的に仲間や家族と交流を持てることなどがある。そのため，患者は通常の環境で，治療において学んでいる技術を実践することができる。

さらに，デイホスピタルは，精神病院に入院しているという偏見を減らし，入院治療よりも費用を抑えながら，より強力な治療の利点の多くを提供できる。(Touyz et al., 2003)。

> デイホスピタル治療は，定期的な社会交流を可能にする

3.3.3 外来治療について

薬物治療：ANは一般的に強迫性障害やうつ病を併存する。したがって抗うつ剤が処方されることがある。選択的セロトニン再取り込み阻害薬（SSRIs）は容認されるが，三環系抗うつ薬やシサプリド（胃腸薬）は心血管系への副作用のため，一般的に避けられている（Birmingham & Beumont, 2004）。最近，非定型抗精神病薬のオランザピンが体重を増加させ，焦燥感やANの思考パターンを減少させることが報告されている（Mondraty et al., 2005）。BNに対しては過食を軽減するために，SSRIsが用いられる。しかし，治療が中断されれば症状は再発することが多い。

> オランザピンがANの治療においてある程度，有望であることがわかった

心理的治療：摂食障害に対する個人の外来精神療法には，認知行動療法や対人関係療法，弁証法的行動療法，経験的／人道主義的アプローチと同様に，伝統的な力動的アプローチがある。何年もの間，特にBN患者に対しては手引きに沿った治療が推奨されてきたが，これらのアプローチには反応が悪く，他の方法が模索されている。その詳細については，次章で詳しく述べる。

摂食障害の治療には，集団療法もしばしば用いられる。自己主張訓練，栄養指導，自助，指導下での自己変革が推奨されてきた。

家族療法は，自宅に住んでいる若年の患者や結婚している患者にしばしば用いられる。このアプローチは，若年のAN患者に特に有用であることが示されてきた。

> **臨床のツボ**　目標体重についての妥協
>
> 患者は治療に同意したとしても，体重増加を回避するために全力を傾ける。抵抗する患者を治療に従事させようとする経験の浅い医師は，治療が進めば上方に修正できるだろうと期待し，目標体重に妥協したくなるかもしれない。これは大きな間違いである。患者は最初に約束したことを治療者に守らせ，この立場を決して変えないであろう。最初に同意して決めた体重は，ただ暫定的なものでしかないと治療者が強く主張したとしても，それは治療者が信頼できないことを患者に示したに過ぎなくなる。体重に関して少しでも交渉が許されれば，患者はより低い目標体重を交渉して決めようとするであろうし，決してより高い目標体重の設定には同意しないであろう。したがって，治療初期に設定する目標体重は，患者が達成可能な現実的で健康な体重であらねばならない。

3.4　治療決定に影響する要因について

　摂食障害にはいくつかの亜型が存在するため，ある患者に対して治療方針を決定する際にはたくさんの側面を考慮に入れる必要がある。この決定に影響を与えるよくある要因について以下に簡単に説明する。

3.4.1　年　齢

　罹患期間の短い若年患者は予後が良いというのは，一般的に合意されている（Fairburn & Harrison, 2003）。しかし，年齢だけが治療法を決定する主要な要因というわけではない。ただし，洞察療法を受けるには患者の年齢が低すぎると考えられる場合は話が別である。摂食障害の症状の発現はより若年化してきているという由々しき事態にある。まだ8歳という若年の患者が現在，摂食障害と診断されているが，この年齢では明らかに洞察を中心とした心理療法を受けることはできない。

3.4.2　性

　私たちの知る限り，男女とも摂食障害に対する心理療法に同様の良い効果を示す（Braun et al., 1999）。しかし，確固たる結論に達するためのデータは不十分である（Carlat & Carmago, 1991）。患者によっては，同性の治療者により安心感を持つように見える。これは，性的虐待を受けた若年女性において特に当てはまる。

3.4.3　人種／民族

　摂食障害は，主に白人の中～上流階級の病気と考えられてきたが，今や少数集団，特に西洋化の途上にある，または西洋化した集団において（例えば日本において，Nakai, 2003），あるいは西洋文化圏に移り住んだ少数集団において（Soh et al., 2006），より普通に見られるようになってきている。しかし，比較文化的研究からの所見をどう解釈するかについては多くの議論——「西洋化」の意味するところから，摂食障害の症状の性質まで——があるし，さまざまな文化圏に米国精神医学会（APA）の診断基準を当てはめることの妥当性についての疑念もある（Hoek et al., 2003）。さらに，さまざまな文化的集団や民族集団における，治療の必要性や医療利用の形態についての研究も少ない（これらの治療問題について，詳しくは 4.7 項（p.85）を参照）。

3.4.4　患者の好む治療法

　たいていの摂食障害患者は，入院治療という案に抵抗する。身体的に問題がない限り，通常，外来治療を少なくとも試してみることに同意するのが賢明である。ただし，外来治療がうまくいかなければ，入院治療が行われるという明確な条件を付ける。患者は通常，この点については同意しやすい。若年患者は，家族療法に抵抗を示し，個人治療を選ぶかもしれない。しかし，治療者は，問題が家族に基づいていると判断したら，少なくとも 2,3 のセッションだけでも家族を参加させる必要がある。BN の場合，認知行動療法（CBT）という直接的な治療の効果は，より間接的な対人関係療法（IPT）の効果と，長期的には同じ程度でしかないことが証明されている。したがって，どちらの治療法についても患者と話し合うべきである。

患者の選択を考慮すべきである

3.4.5　臨床症状

　重篤な衰弱，身体合併症や自殺の危険性のある患者には，入院治療がほぼ必須である（Hay & Touyz, 2007）。診断閾値以下の患者，あるいは EDNOS や BED の軽い症例（例えば，自殺の危険性がなく，身体的に重篤でない BMI 値が 17 の AN 患者）に対しては，外来支援グループで十分かもしれない。銘記しておかなければならないことは，入院は最も扱いにくいか，問題行動の多い患者に対して使う最後の手段としての治療であり，大多数の患者は外来や地域で治療を受けるということである。患者や家族に対して集団療法を提供するような治療機関も存在する。外来治療は，患者が治療期間中に本来の環境にいるので，治療から得たものを自分の環境により一般化しやすいという明らかな利点がある。

入院は治療の最後の選択肢である

3.4.6　併存症について

　摂食障害と，うつ病，不安障害，強迫性障害，物質依存，パーソナリティ障害などの他の障害が併存する場合，組み合わせた治療法を必要とする（例えば，薬物療法と心理療法など）。両障害ともに同時に取り組まれるべきであるが，未経験の治療者には困難であろう。例えば，AN の治療において治療者が直面するよ

併存症には併用療法が必要な可能性もある

くあるジレンマの1つに、摂食障害の治療の妨げとなるような、念入りな儀式などの顕著な強迫症状の存在がある。強迫性障害の治療施設は、重篤な栄養障害のAN患者を受け入れることはほとんどなく、専門医が強迫症状を治療する以前にまず栄養改善されるべきだと主張するであろう。したがって同時に両方の障害を治療する以外に選択肢はほとんどない。

> **臨床のツボ** AN患者の強迫的儀式を理解する
>
> AN患者は、病原菌よりもむしろカロリー混入を恐れる。そのため、AN患者に見られる強迫症状は、真の強迫性障害というよりもむしろ、栄養不良／飢餓の結果（4.1.1項のKeysの研究を参照）か、また／もしくは以前から存在した強迫性パーソナリティ障害の悪化の結果だろうと論じられている。

一方で、摂食障害の治療経験があり、かつそれを専門としている治療者のすべてが、物質依存や他の併存症を治療する技術を持ち合わせているわけではない。二人の熟練した治療者が協力して併存症を持つ患者を治療するのが好ましいのか、一人の治療者が両障害を治療すべきなのかについては、明らかでない。

3.4.7 治療歴

多くの患者が、CBTのようなエビデンスに基づいた治療法で成功しなかったと語る。そのような患者たちは、必ずしもCBTを受けてはいないのに、自分が受けたのはCBTだと言う可能性があることを示す臨床的事実がかなりある。過去に受けた治療の要素や性質について注意深く問診することは、実際に適切な治療が行われたのかどうかを明確にするのに役立つ。最初の治療がCBTの方向性に忠実でなかったという状況であれば、再度、試すことが正当化される。しかし、患者がすでに特定の治療法で失敗していれば、利用可能な他の治療法を用いる方が有用である。

入院治療に関して言うなら、多くのユニットが似たような治療計画を採用している。多くの場合、ユニットを代える正当な理由がない限り（例えば治療者と患者の性格的不一致など）、得るところがほとんどない。摂食障害において再発することはよくあるため、たび重なる入院は摂食障害の自然な経過を反映しているだけかもしれず、必ずしも悪い予後につながることではない。患者が、症状の再燃と再発の違いについて理解することも重要である。AN患者が完全に回復するには、熟練した治療者の手にかかっても長い年月を要する場合が多い。これは、治療者のやる気を維持するのに同僚の支援が非常に有益だということを示す好例である。

BN患者は、境界性パーソナリティ障害のようなパーソナリティ障害を根底に持っていることがある。このような患者は、しばしば治療計画を練り直す必要がある。それは治療目標を損なうようなたび重なる危機により流動的な経過をたどるからである。

最後に、AN患者はしばしば、目標体重にたどり着く前に、体重操作によって

> **臨床のツボ** 再燃と再発
>
> 飛行の際に乱気流に遭遇する商業用ジェット機を操るパイロットのように，摂食障害患者も日常生活のなかでの浮き沈みに直面する可能性にぶつかる。
> パイロットは乱気流に対処するためによく訓練され，高い技術を身につけているが，乱気流はいつも回避できるわけではない。一旦起これば，機体は荒々しく揺れ，乗客は多大な苦痛を感じることが多いが，ほとんどすべての場合においてパイロットは習熟した技術を駆使して機体の立て直しを図る。摂食障害患者も同じである。摂食障害患者は，日常生活上のジレンマに遭遇した時の再燃に備えるよう，よく訓練されていても，再び過食や嘔吐に頼ったり，AN患者の場合は体重を減少させ始めたりするかもしれない。しかし，これらの症状はしばしば重篤ではない（例えば，真の再発を示すような病初期の症状に比べて，量も頻度も少ない過食や1～1.5kgの体重減少など）。

退院を実現させることがある。患者は自力で今より体重を増やすことを約束するが，ほとんど実現しない。そのような患者は徐々に体重を減らし，結局は再度入院して治療を受けなければならなくなる。治療者はそのような症状の再燃に幻滅せず，このようなことは十分に起こりうると予見し，しかるべく対応すべきである。

4 治療

4.1 治療方法

心理的治療が，摂食障害の主要な治療と考えられている

　現在，摂食障害治療の「第1選択」は，心理療法であると考えられている。ここでは摂食障害のための2つの「最もエビデンスのある」治療，つまりBNのための認知行動療法（CBT-BN）とANのための家族療法に焦点を当てる。ANに対して世界的に汎用されている治療法は知られていないが，ANの治療に認知行動療法が用いられたという論文は数多く存在する。いくつかの改良されたCBTがBEDのために開発され，しばしば，行動療法的体重コントロール／減少療法とともに行われる。EDNOSの個々のグループについての研究は限られているが，その治療は最も症状が近い定型の摂食障害に準じている。

　BNとEDNOSの治療は，基本的に外来で個人療法の形で行われるが，時に集団療法も用いられる。入院治療より外来治療を支持するエビデンスは今のところ十分でないが（Meads et al., 1999），ANの治療の中心もまた，長期間にわたる入院治療後に外来でフォローするという形態から，病院のバックアップによる外来治療（Garner & Needleman, 1997）へと移り変わってきた。治療は通常，個人または集団セッションで行われ，家族療法は児童思春期の治療状況で適用されることが多い。しかしながら，重症患者には少なくとも栄養状態が改善されるまで，高度に専門性を持ったユニットでの治療が最も行いやすい（Touyz et al., 1995）。入院治療は体重増加を促す厳格なプログラムから，より「人間的」なアプローチに移ってきており，このアプローチでは体重増加の強調を弱め，より心理的，家族的，対人的な事柄や，部分入院またはデイホスピタルにつなぐ短期間の入院治療を重視する（Touyz & Beumont, 1997；Touyz et al., 1984など）。これらのアプローチは個人療法，集団療法，家族療法と同時に栄養補給もでき，その上に費用効率が高くて患者が教育を受けることもでき，家族や友達との交流も維持できるため，評判がよい。治療の頻度と期間についてはさまざまで，一般に是認された「標準」はない。

4.1.1 心理教育

心理教育は治療に不可欠な構成要素である

　心理教育は，摂食障害におけるすべての心理的アプローチにおいて不可欠であり，認知行動療法の初期段階の重要な特徴である（4.1.2項（p.49）参照）。目的は患者と家族に病気を理解させ，それにより問題や治療についての情報を獲得させることである。多くの自助本は，本の半分程度をそれらの情報に当てている（表14参照）。ユーザーグループのウェブサイトが患者にとって，もう1つのよい情報源となる。治療者は，初回面接の際に提供できるように，少なくとも本やウェ

表14　摂食障害の情報源

- 切池信夫:『摂食障害—食べない，食べられない，食べたら止まらない』第2版（医学書院，2009年）
- 切池信夫監訳:『摂食障害の認知行動療法』(Cognitive Behavior Therapy and Eating Disoders), Christopher G. Fairburn, The Guilford Press, New York London, 2008)（医学書院，2010）
- 堀田眞理著:『内科医にできる摂食障害の診断と治療』（三輪書店，2001）
- U・シュミット，J・トレジャー著，友竹正人，中里道子，吉岡美佐緒訳:『過食症サバイバルキット』（金剛出版，2007）
- J・トレジャー著，傳田健三，北川信樹訳:『拒食症サバイバルガイド』（金剛出版，2000）
- 日本摂食障害学会　www.jsed.org/
- 日本摂食障害ネットワーク　www.ednetwork.jp/japanese/groups.html
- 久保木富房，不安・抑うつ臨床研究会:『食べられない　やめられない・摂食障害』（日本評論社，2002）

ブサイトや手渡すことのできる資料のリストを準備しておかなければならない。

患者に摂食障害だけではなく，各個人の問題の重大さも教育することが重要である。患者は，自分が病気であることや，摂食障害により無能力にされていることを，特にANの患者は否認することが多い。これらの患者にとって，否認は変化への動機づけの妨げになるので特に問題となる。患者に自分の現在の状態をよく考えてもらうための便利な道具として，「RU（現在あなたはどこにいますか，where aRe yoU now）曲線」がある。この道具を使うために，治療者は患者に対し，現在の危険な5つの側面それぞれについて自分がどの位置にいると思うかを曲線上に赤インクで示すように指示する。そして治療者は，青色インクを使って患者の状態についての意見を示す。それで患者は，自分と治療者の判断との乖離がわかる。この方法は，治療期間を通して患者の達成度をモニターするための動的ツールとして用いることもできるし，患者が自分の状態について歪んだ見方を持っている部分におけるフィードバックを提供することもできる。5つの側面（身体の状態＝M；栄養状態＝N；社会機能＝S；感情的苦痛＝E；現在の体重＝W）について，患者と治療者のその時々の見方を示すために曲線上にそれぞれの文字を書き込めば，直接比較することができる（図2参照）。

> RU曲線は，患者が自分の病気をもっと現実的に評価できるよう手助けする上で，便利なツールになりうる

また，心理教育により，患者は摂食制限による心理的影響の理解に加えて，気分障害や過食といった患者を苦しめる多くの症状が飢餓から生じるという理解も深める。もう古いが，Keysの研究はなお今日的意味を持ちつづけ，後の研究にも支持されている。多くの実験的比較対照試験で，食事制限された人々は，食事制限されていない正常対照の人々に比して標準食をより多く食べることが示されている。また，この情報は家族や世話をする人にも有益であり，症状について患者を「責める」傾向を弱める。患者たちは自身の問題が稀ではなく自分だけでないこと，そして自身の感情や思考や行動の一部は摂食障害の直接的な結果であることを知ってホッとすることが多い。これが特に当てはまるのは，Keysの飢餓実験の結果（次頁の「臨床スケッチ」参照）に興味を持つAN患者とその家族や，自分たちと同じように他の人々も過食や排出行動をしていることを聞いてホッとする過食を呈する患者たちである。

あなたのRU曲線――現在あなたはどこにいますか？（Where aRe yoU now?）

方法：以下の各カテゴリーについて，それぞれ別の曲線を用いる
(a) 身体状態medical status（M）
(b) 栄養状態nutritional status（N）
(c) 社会機能social functioning（S）
(d) 感情的苦痛emotional distress（E）
(e) 現在の体重weight status（W）

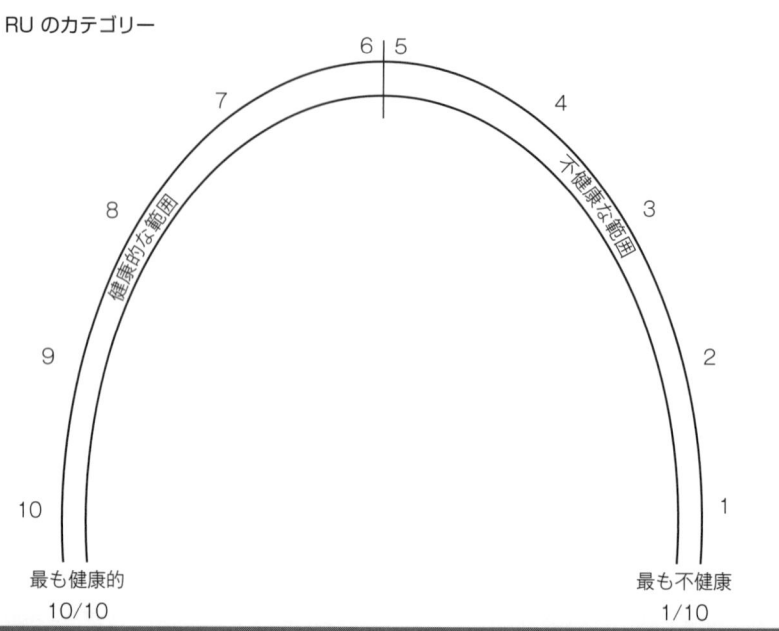

RU のカテゴリー

```
        6 | 5
    7         4
            
  8    健康的な範囲    不健康な範囲    3
  
  9                              2
  
10                                1
最も健康的                      最も不健康
 10/10                           1/10
```

図2　RU 曲線の例
注：臨床医は RU 曲線をできるだけ創造的に用いて，患者の現在の状態に一番合う独自のカテゴリーを作ることができる（例えば，食事について思い巡らすことや，睡眠，アルコール摂取など）。

臨床スケッチ

Keys の研究／ミネソタ飢餓実験

Ancil Keys らにより第二次世界大戦中に行われ，1950 年に発表された，人間の飢餓状態についての古典的な研究を患者に教育することは有用な場合が多い（Keys et al., 1950）。36 人の若い良心的兵役拒否者の男性たちが，ボランティアで研究に参加し，6 カ月間にわたり体重が 25％減少するまで食事量を半分にした。実際には，必要とされる体重減少のレベルに達するためにさらに食事量を減らさなければならなかった（結局，平均減少値は 24％程度でしかなかった）。彼らは，現在，摂食障害に関連づけられている症状の多くを呈した。つまり食物に関する強迫観念を抱いたり，レシピを研究したり，シェフになろうと決意したり，食物の夢を見たり，性的な興味を失ったり（ピンナップガールの写真が料理のレシピに差し替えられたり），食事時間を引き延ばしたり，食事を細かく切り刻んだり，塩や香辛料を多く使ったり，調理に関して厳しくなったり，ガムを噛み続けたり，コーヒーやお茶をかなりの量飲んだり，また栄養補給の間に過食に続いて嘔吐したりしたのである。その他の精神的な影響として，重度の抑うつや気分の変動，イライラや怒りの爆発，強迫行為や自傷行為（ある者は 3 本の指を切り落とした）などがある。さらに，彼らは孤独で引きこもるようになり，食物や食べることが性的な興味や他者との関係や他の活動よりも優先された。

4.1.2 BNに対する認知行動療法（CBT）について

特殊な CBT が BN のために開発され，CBT-BN と名づけられた（Fairburn et al., 1993；National Institute for Clinical Excellence, 2004）。BN のために開発されたが，AN や BED や EDNOS の治療においても簡単に適用でき，有用である多くの要素を含んでいる。CBT は通常，個人療法の形で行われているが，BN や（Chen et al., 2002）EDNOS のような他の障害に対する（Nevonen & Broberg, 2006）集団療法においても効果があることがわかっている。

CBT-BN は，部分的に重なり合う 3 つの段階（成人用）からなり，期間は 20 週で全 19 セッションに限定されている。CBT-BN はマニュアル化された治療法で，多くの治療者は Fairburn の自助本（Overcoming Binge Eating, 1995）のような出版物に従うことを選ぶかもしれない。マニュアルは，「指導による自助」の状況において特に有用である。それでは治療者が専門家でなくても，マニュアルの使用が効果的であることが明らかになっている（Banasiak et al., 2007；Sobell & Sobell, 1998）。

CBT-BN の**第1段階**の目的は，患者に BN について教育することである。体重へのこだわり，過食，そしてその代償行為には自己永続的な循環があるという認知行動療法モデルを紹介し，患者に当てはめる。治療者は，患者にその循環を指摘し，それがどのように働いているかを示すとともに，特定の患者についての関連項目を指摘する。関連項目のなかには，子ども時代の虐待や，バレエのような「体重を減らす」文化にさらされたこと，そして腺熱のような疾患に罹患して体重が減った後，他者に称賛されたという肯定的結果を経験したことなどが含まれるかもしれない。この段階において，規則正しい食生活を強化し，過食や排出に抵抗するための援助が行われる。栄養指導は「正常な」食事パターンと必要な食事量について行われ，食べない期間を長くしないで規則正しい食生活をすることの重要性について強調される。そして食後にすることを前もって計画しておくなど，過食や排出を減らすのに役立つ戦略を考える（Beumont et al., 1997）。患者に追加情報についてウェブサイト（表 14（p.47）に提示）を教えるのも有用である。

> **BN に対する CBT 実施の要点**

臨床のツボ　食事計画を立てること

- 食事の時間を決める（いつ食べるか前もって計画）
- 何を食べるか前もって決める（空腹になるまで待たない）
- 計画を守る
- 過食や特別な食事の「帳尻を合わせる」ことを避ける（たった一度の食事によって計画が台なしになるわけではない——ただそのまま計画を守り続けよう。絶食したり，食事を抜いたりしないように！）
- 過食および／または嘔吐への衝動に抵抗する——気を逸らして代替行動を行う（必要時に用いるためにこういった行動のリストを作る）
- たとえ非常に少量でもすべての食物を含める。（禁止食物を作らない——レタスのカロリーもチョコレートのカロリーも，あなたの体にとって同じということを覚えておく）
- 食事を楽しむ——本来，食べることは楽しいことである

さらに，患者は症状日誌（付録 6（p.113）参照）と食事日誌（付録 7（p.114）

> **食事記録は電子手帳に取り込んでもよい**

参照）を始めるように指導される。患者はこれを規則的に，少なくとも一日一回，食事や記録すべき他の出来事から可能な限り時間を置かずに記入しなければならない。日誌のシートや頁は毎日新しいものを使うのが最善である。患者が電子手帳を持っている場合，これらの記録は容易に手帳に取り込めるので，若い患者が好むような電子形式で記録できるようになる。また電子手帳の利用により，出来事が起こった直後に記録できるようになる。これらの記録を毎回のセッションに持参することが必須である。

> **臨床のツボ**　なぜ，食事日誌がそれほど重要なのか
>
> 患者は食事日誌に過度の体重調節行動や過食の詳細を書き留めることに対して，無理からぬ抵抗を覚え，それに打ち勝つことはしばしば困難を伴う。そういう場合は，食事日誌を付けながらの治療と付けない治療が比較され，付けながらの治療の方がより効果的であることがわかったのだと説明すれば役に立つ。また「ただ」記録を付けること（自己監視）だけで改善がもたらされることも明らかにされている（Fairburn, 1995）。

より幅広い食物の選択は，食物ピラミッドで説明できる

　第2段階は，摂食抑制を減らす手順を開始する。食事の選択をより広くすることと，「食物ピラミッド（food pyramid）」（付録10（p.118）参照）を再び取り上げることが重要である（さらなる情報を得たければwww.mypyramid.gov/guidelines，www.fooddb.jp（文部科学省：食品成分データベース）を参照）。患者に1回の食事ですべての食物を食べるのではなく，1日で摂ればいいと保証するとよい。患者は特に不安を惹起する食物リストを作る（不安の弱いものから強いものまで順番に）。これらはしばしば「禁止食物」であり，過食時のみに摂取される。それから，まずは少し恐れていた食物から食事のなかに取り入れていき，最終的には最も恐れている食物も導入する。これはゆるやかなプロセスであり，1週間に1つか2つの食べ物が導入される。

> **臨床のツボ**　スーパーモデルの物語
>
> 以下の仮想の話を患者と話し合うとよい。
> 何十万もの女性がスーパーモデルになることを夢みていると推定される。しかしわずかの人しかモデル講座を修了できない。そしてこのなかの一握りの人がモデルの仕事に応募する。そしてそのなかのごく限られた人が，実際に仕事にありつく。仕事を得た人のなかでも，スーパーモデルになるのに十分とみなされるのはほんの少数である。そしてこれらのなかの一人（恐らく）がスーパーモデルになる。

　この段階では，非機能的な態度や考え，そして回避行動を確定して修正するために，認知療法的な手順に行動療法的な試みを補完して実施する。患者は自分の体重や正常体重の範囲についてよく考え，認知の歪み（付録9（p.117）参照）や，90％以上の人が達成できないような文化的に期待される不適当な「理想」体重について徐々に抵抗するように促される。

　問題解決法もまたこの段階で導入される。これは5つのステップからなる。
1　問題を明らかにする
2　解決法を考える

3　それぞれの解決法の得失を挙げる
4　1つの解決法を選ぶ
5　それを試してその結果を吟味する。不成功なら他の見込みのある解決方法に戻る

臨床のツボ　問題解決法

問題解決法は、解決できない問題はないという前提に基づいている。患者が治療に「行き詰まった」ならば、問題解決法は前進するための助けになり得る。例えば、問題は患者がどうしても昼食を摂れないことだとする。治療者と患者はこれについて吟味する。その結果、問題がより詳しく特定され、患者がプライバシーのない職場で、他人と食べるのが嫌だということが問題とされた。患者に解決法を考え出させるために、治療者は（a）このまま変化を起こさない、または（b）仕事を辞めるというような2つの極端な提案をする。これにはともに良い点と悪い点がある。このような提案は、患者がより良い点をもつ解決法を考え出すよう促すことになる。例えば昼食時に散歩に出て屋外で昼食を食べるといった方法である。1つの戦略として患者に静穏の祈りを教えることがある。「私が変えられないものごとを受容する穏やかさを授けて下さい。私が変えられるものごとを変える勇気を授けて下さい。そして両者の違いを区別するための知恵を授けて下さい」

第3段階は維持期である。将来の再燃に備え、再発予防の戦略が使われる。治療終結後の数カ月間に1回か2回の追跡セッションが設けられる。重要なことは、セッションの残りの回数が少なくとも4分の1になったら、再燃への対応法について前もって話しておき再発予防の戦略を立てておくことである。改善したことについて患者と熟考したり、日誌を振り返ったり、治療初期に用いた評価尺度を再度行ったりすることも有用である。例えば、たくさんの臨床家がEDE-Q（Fairburn & Cooper, 1993；1.7.3項（p.24）参照）を用いている。

> 再発予防の戦略について話し合う必要がある

臨床のツボ　再燃への対処

- 再燃は起こる
  - 治療者も患者も準備しておくべきである
  - それは決して「元に戻った」わけではない——改善された点は残っている
  - 改善を示す自己監視シートや記録を再度見る
    （例えば嘔吐は、当初は1日1回だったが現在は月に2回だけ、など）
- 再燃に対処する戦略の記録を作成する
  - モニタリングを再開する
  - 気晴らしの方法や以前用いていた方法を見直す
  - 再燃から学ぶ——何が間違っていて、なぜ生じたのか

臨床スケッチ

BN患者の再発

患者　：私はひどい週を過ごしました。治療は効いていません。私は再び過食と嘔吐をしています。
治療者：それは残念です。今週は何回過食しましたか？
患者　：水曜日に2回過食して嘔吐しました。
治療者：それについて話して下さい。過食をする前に何をしていましたか？

> **臨床スケッチ**
> （続き）
>
> 患者　：母親を訪ねて口喧嘩をしました。私はとても興奮していたので午後は昼食も何も食べませんでした。仕事から早めに帰宅して、過食したい気分になり、それで食べ始めました。
>
> 治療者：あなたが食事を自己監視していた時に、規則的に食事を摂ることの重要性について話し合ったことを覚えていますか？　昼食を抜いたことが後の過食につながったのではないかと思いませんか？
>
> （治療者が話を進めるまで、過食の前にあったことについてより詳細に話し合う）
>
> 治療者：というわけで、あることで動揺して食事を摂らないと、それが後にあなたの食事のコントロールに問題を生じさせ、過食になることがわかるでしょう。しかし、覚えておいてほしいことは、あなたの自己監視シートを見直すと、あなたが最初に来た時は、たまにではなくて毎日過食をしていたということです。あなたはこの問題ですごく進歩しました。これはただの再燃で、BNの克服法を学んでいる患者さんによく起こることです。あなたは再発したわけではありません。われわれはこの再燃から学び、次の再燃を予防することができます。それは自転車の乗り方を練習する時のようなものです。最初は、少し乗れてもすぐに転ぶものですけれども、起き上がって、また乗り始めたら、次に転ぶまでの時間はもっと長くなるものです。

4.1.3　ANの認知行動療法

ANの治療は長い年月の間に変化してきた

ANの治療について実証的な研究は少ない。今までに書かれたものの多くが信条や臨床的経験に基づいている（Pike et al., 2005）。いろいろな意味で、われわれは以前とは全く正反対の見解に到達した。1874年にANという用語を作ったSir William Gullは、患者を家族から分離することを推奨したが、現在のモーズレイ方式では、両親が子どもの治療にとって重要な役割を果たすことが必要であるとされている。さらに言えば、1970年代に行動療法プログラムが出現した時の熱狂は2000年までには衰え始め、厳格なオペラント条件づけがより緩やかなプログラムに取って代わられている。

そういった緩やかな行動療法プログラムの導入とともに、体重増加だけでなく心理的な介入により焦点が当てられるようになった。

> **臨床のツボ**　ANにおいて「食欲不振」と「神経性」の両方を治療する
>
> 体重増加を主要な焦点にすることは「食思不振」の治療には有効であるかもしれないが、「神経性」、つまり、この障害の心理的側面に十分に取り組むことができない（Pike, CarterとOlmsted, 2005, p.10）。

オランザピンは強迫思考を和らげる可能性がある

心理療法的治療により望まれる結果を成し遂げられない場合には、通常、薬物療法的な治療へ方針転換することができる。悲しいことに、これはまだANの治療では実現されていない。けれども統合失調症の治療のために開発されたオランザピンが、AN患者を大いに苦しめる強迫的な思考を和らげる可能性を示唆する事実が出始めてきている（Mondraty et al., 2005）。あなたが次の成人AN患者に何と言おうかと頭を悩ませ始めていた場合のために言っておくが、治療の選択肢は

ある。この数十年にわたり，ANの治療についてたくさんの報告が書かれてきた。しかしながら，その提唱された大部分の治療は実証的研究がなされていない。

今や成人AN患者にはさまざまな選択肢があり，しっかり確立された外来治療や，革新的なデイホスピタルプログラム，そして必要ならば入院治療などがある。そのようなプログラムは，栄養指導（多くの場合，摂食障害分野を専門に経験をつんだ栄養師による），行動療法的治療，認知療法的技法，運動相談，さらに家族療法などの手法を組み合わせて用いる。デイホスピタルを含む，より効果的な外来用治療の開発は，入院治療を受けることが難しくなってきているアメリカにおいてとりわけ歓迎されている（1984年の平均在院日数は149.5日であったが，1998年には23.7日に減少している；Pike et al., 2005）。外来治療の治療期間は一般的に1～2年である。これは不安障害のような他の障害の治療と比べてかなり長い。しかし，GarnerやVitousekやPike（1997）が説明するように，「ほとんどの症例において長期の治療が必要である……なぜならば動機づけの障壁を取り払うことや，十分な体重増加を達成すること，そして時には入院や部分入院を実施することに時間を要するからである」（p.97）。通常，患者は最初の1カ月間は週に2回，それから11カ月間は週に1回，そしてその後の6カ月間は2週に1回から月に1回の治療を受ける。

ANにおける認知行動療法的治療の開発

ANのための現在の認知行動療法の枠組みが，うつ病のために認知行動療法を開発したAaron Beckらの先駆的業績（Beck, 1976；Beck et al., 1979）に基づいていることは驚きに値しないだろう。もうすでに認知行動療法を専門的に行ったことのある臨床家は，ANの認知行動療法でも原則は似ているが，1つの大きな違いがあることに気づくだろう。大部分のAN患者は，自身の症状を自我親和的であるとみなし，変化するという考えによってしばしば呆然自失状態になる。そのような患者に認知行動療法を行うことは，独特の難題を生じるが，結果として治療は興味深くて報いのあるものとなる。

認知行動療法――治療関係の構築

他のあらゆる心理療法的介入の場合と同じように，強固な治療関係の構築が良好な結果を得るために必要不可欠である。これは，症状だけでなく治療により太るという恐怖にも怯え，うろたえているAN患者にはとりわけ当てはまる。

温かさや共感，敬意，率直，思いやり，正直さ，柔軟性といった，特異的ではない治療者の資質が，ANの患者の治療において絶対に重要である。AN患者と治療同盟を構築する際に重要ないくつかの要因を以下に記す（Pike et al., 2005から改変）。

> 特異的でない治療者の資質

- あなたは自分の意思を患者に押し付けることを差し控えなければならない――これは今までに試されながらも，失敗していることが多い
- 患者の立場から世界を見て，患者の感じていることを理解するという点で，「適切な共感」をしなければならない
- 治療において積極的な役割を果たすことと，特に早い段階のセッションにお

いて明らかな方向性を示すことに自信を持つ必要がある
- 治療の構造と目標を紹介しなければならない
- 認知行動療法を成功させるためには，共同戦線を張る必要があることを強調しなければならない（つまり，あなたと患者は，各セッションの目的が二人とも満足のいくように確実に達成されるよう協働する）
- 患者が「自分の治療者」になったら，あなたの努力は成功と言えるだろう。患者は治療セッションが終わった後も長い間，自分が身につけた戦略を実施し続ける必要があるからである
- 戦略と技術を患者へ移行することが，自己効力感を増強し，それによってANからの回復の一助となる
- 短期間（最初の数週間から数カ月）と長期間（数カ月から数年にわたって）で達成できることに関して現実的であらねばならない。そうでなければ，あなたも患者も態度と行動における小さいながらも重要な変化を軽視しがちに

臨床スケッチ
コントロールを失う恐怖

患者　：私は，栄養士によって作成された食事計画にはとても従えません。栄養士は脂肪の多い食物を盛り込んだので，それを食べると体重が増えて太ってしまいます。今や目にするすべての広告に，肥満しないために脂肪を減らせと書いてあります。栄養士が私に食べさせたがっている食物を食べたら，太りやすい食物に慣れて，そういうものが好きになってしまうかもしれません。そうしたら何が起こるでしょうか？ 私はコントロールを失い，自分が嫌になり，自殺したくなるでしょう。

治療者：今，あなたは食物摂取をコントロールしていると思いますか？

患者　：もちろんです。あなたはどう思うのですか？ 私は高カロリー食を避け，ドーナツ，ポテトチップス，チョコレートなどの忌まわしいジャンクフードを食べてコントロールを失うことはありませんよ。果物と野菜だけを食べていれば太るはずがないということはわかっているのです。

治療者：この頃の大半の現代的な家は，室内温度調節器を備えています。これが何かわかりますか？

患者　：はい，私たちの家にもあります。室内の温度をコントロールできます。寒い時は暖かくし，暑い時は冷却します。

治療者：あなたは体重をコントロールしていると言いましたね。それはつまり，あなたの家の温度調節器みたいに，あなたは体重を増やしたり減らしたりできるということです。

患者　：いいえ，増えるのはダメで，減らすだけです。

治療者：それは正しくないように思えます。あなたは体重を1つの方向にしか変えられないのだから，コントロールできているようには思えません。

患者　：私は，そんなふうに考えたことはありませんでした。一方向にしか変えられない──私は本当に自分の体重をコントロールできているわけではないのかもしれません。

治療者：あなたの経験していることはよくあります。大抵の患者は，再び食べ始めると，自分が今までコントロールできていると思っていたことを，もうできなくなってしまうのではないかと恐れます。体重が回復し始めるとき，強い空腹感または食物に対する渇望のエピソードを経験することが研究からわかっています。これらは，目標体重に到達して，しばらくそれを維持していると速やかに消失するのが普通です。私たちはこの現象を知っているし，あなたがそれを乗り越えるのを援助します。

患者　：私は，あなたが私の経験していることを理解してくれて嬉しいです。

4．治　療

なり，無力感を覚え，もしかしたら治療の失敗につながるかもしれない。

まとめると，AN の認知行動療法の重要な枠組みは，AN につながるよくある認知，感情，行動の相互作用に注目させることにより，目標範囲まで着実に体重を増加させるために，食行動の正常化を図ることである。治療を特徴づける認知行動療法の主な原則は，Garner, Vitousek や Pike によってまとめられている（1997, p.109）。

1　無意識的な現象よりも意識的な経験を受容すること
2　不適応行動や感情に介在する要因としての信念，思い込み，スキーマ処理，意味の体系に焦点を当てること
3　優れた治療戦略として質問を使用すること
4　治療者が治療に積極的に参加すること
5　宿題セッションは欠くことのできない役割を果たし，各セッションで統合されなければならないということ。その重要性を強調して特別な注意を払わなければ，患者が宿題セッションをきちんと行う可能性は低くなるだろう。

患者にとって実際的で，多くの場合，有効な戦略は，ホワイトボードもしくは紙に共同して診断的定式化を作成することである。ここでは，障害の発症や持続につながっているすべての過去および現在における要因が図示される。患者も治療者もそのコピーを持っておいて，各セッションにおいて治療室のテーブルに置いておくべきである。このような定式化は作品であって追加情報が得られたら更新されなければならない。われわれの経験では，この作業によって患者は自分が現在，陥っている状況について理解できるし，この病気がもたらす代償と苦痛を否認する可能性も低くなる。

> 共同して診断的定式化を作成することは，非常に有効になりうる

最後に，自己監視の重要性を侮ってはならない。自己監視は認知行動療法の重要な要素の1つである。患者は自分の食事や水分摂取をモニターするだけではなく，摂取の状況についてもモニターしなければならない（付録7「食事日誌」参照）。

> 患者は食事や水分の摂取をモニターする必要がある

臨床のツボ　摂取したものを記録すること

患者は以下の質問に注意を払うべきである
1　何を食べ，飲みましたか？
2　どれだけ食べたり飲んだりしましたか？（量を示してください——例えばチーズとトマトをのせバターを塗った1枚のパン）
3　どこでそれを食べましたか，または飲みましたか？
4　一人でしたか，それとも誰かと一緒でしたか？
5　その時に何を考えていましたか？
6　どのような気持ちになりましたか？

社会的・感情的な経験を摂食障害という文脈のなかで考えれば，これらの経験が患者の日常生活にどう影響を及ぼしているかを明確にするのに役立つ。患者が自己監視の課題を達成できたとしても，治療者がセッション開始時に（毎回，同じ体重計で）患者の体重を測るのが最善であり，外来治療では1週間に一度以上にならないようにした方がよい（Touyz et al., 1990）。患者には，それ以外の時には体重測定しないように伝えておくべきである。というのは，（もし体重増加し

ていれば）落胆して摂食制限を再開する可能性が高いからである。

治療動機

非常に多くの患者が治療に対する動機づけが弱いので，動機づけの評価とその強化がとりわけ重要である。そうすることにより治療者は，治療にどれだけ応えられるかに応じて，個々の患者に配慮した治療を行うことができるからである。AN 患者の治療における動機づけ強化療法（MET）の役割は，4.2.6 項で詳細に説明している。

> **臨床のツボ**　AN の治療者としてやっていく
>
> 摂食障害の分野のみを扱い，とりわけ AN 患者をみる臨床家たちは，しばしば以下のことを聞かれる。「そんなに手がかかり，動機づけの低い患者を相手にどうしてやっていけるのですか――どうやって穏やかでいられますか？」その答えは 2 つある。(a) 第 1 に，私達は期待と目標において現実的である――治療者としてどんなに熟練していても，治療は思い通りにいかない，波乱含みの旅となりうる。仕事を続けていくためには，忍耐力と並外れた根気が求められる。治療には何年もかかる場合がある。(b) 第 2 に，可能であれば，私たちは，例えば緊急入院が必要な場合などに頼れるような治療センターの同僚の他，栄養師や内科医といった同僚とネットワークを構築している。

治療の主要要素：「AN 願望」に直面すること

AN 患者はよく，根底にある感情的な葛藤を解決するために，まずは心理的な治療から始めてくれと頼む。そうすれば，再び食べ始めることや体重を回復させることができるようになると言うのである。患者は「真の」問題を片づけるまでは，体重の回復を保留したいと主張する。

> **臨床のツボ**　実際の体重変化を伴わない「順守」
>
> AN において，治療者は患者の見せかけの心理的洞察に惑わされ，患者の体重がとりわけ増えていないが，もっと悪い時には体重を減らし続けているという事実を軽視するという罠に陥らないことが肝要である。治療者が好むと好まざるとにかかわらず，この体重問題にはいずれ取り組まなければならない。これは非対決的な方法を使った時，最もうまく達成される。

しかし，この要求にどれだけ心をそそられたとしても，長期的に見れば効果は上がらない。体重増加なしには，AN から回復しえない。ここで必要なことは Garner ら（1997）が説明した「二重」アプローチである（表 15 を参照）。

治療者は，最終的には患者に 2 つのテーマ，すなわち食事や体重に関するテーマと心理的なテーマの両方に取り組ませなければならないが，最初は食事と体重に関することから始めるのが良い。Keys の研究（4.1.1 項「臨床スケッチ」参照）が，ここで役に立つ。というのは，AN 患者の多くの症状は栄養障害の結果であることと，治療に対するこの 2 つのアプローチに，かなりの相互作用があることを科学的に主張できるからである。

表15 AN患者の治療における二重アプローチ

食事と体重に関するテーマ	心理的テーマ
1　体重	1　低い自尊心
2　過食	2　貧しい自己概念
3　嘔吐	3　「悪い」完全主義
4　摂食	4　感情の統制
5　過剰活動	5　衝動性コントロール
6　下剤乱用	6　家族力動
7　身体合併症	7　対人関係機能

4.1.4　治療のこつ

治療成功の鍵となる要素は何か？

臨床のツボ　治療成功の重要な要素
- 体重増加をうまく促進すること
- 非機能的思考を取り扱うこと
- 気分を調整すること
- 人間関係の問題に取り組むこと
- 自尊心を高めること
- 体形へのこだわりを減らすこと

体重増加をうまく促進すること

体重増加を促進する上での黄金律は，目標体重を特定の値に固定するよりもむしろ体重の範囲を定めることである。こうすれば，ただ1つの絶対的に正しい体重が存在するという考えを取り払うのに役立つ。実のところ，理想体重というものは科学的にはかなり不完全であり，正常範囲とされるBMI20～25に当てはまる体重を目標にすべきである（Beumont et al., 1997）。1週ごとに達成される体重増加は，1～2ポンド（約0.45～0.9kg）の範囲にすべきである。われわれの経験では，信頼できる，このような問題の専門家である栄養士が，食事の計画を指示すべきである。栄養士がいない場合は治療者が指示すればよい。通常，患者は，「ANの願望に背くこと」や食事することへの大きな罪悪感にさいなまれることを念頭に置いておく。したがって，これらの決定は最初，治療者によってなされるのが最善である。また，患者が食事を「薬剤」とみなすように援助することが提言されている。食事は食物への強い渇望に対する「免疫」として役立ち，それにより大食や過食を予防するという理屈である（Garner et al., 1997）。

食事計画は3回の主な食事と，少なくとも2～3回の間食から構成される。治療者または栄養士は，AN患者の多くがごくわずかな量の食物だけを食べ続けてきており，そのような状況では初期の摂取エネルギーとして約1,200キロカロリーが適切であることを認識する必要がある。痩せの軽い患者や，規則的に食べ

> 理想体重は，ただ1つの固定した値ではなく，範囲を定めるべきである

てはいるが摂食量の少ない患者は，年齢に応じて推奨される正常なエネルギー摂取量をとってよい。いったん，最小限の量の食事が定着すれば，体重増加の速度が落ちた時に，患者が毎回の食事を完食している限りにおいてさらに食事量を増やすことが可能となる。患者と共同的アプローチをとることが重要である。患者はカロリー増加の正当性について理解はしているが，実際にカロリーを増やす時は，毎回，必ずしも同意しないかもしれない。私たちの経験では，大部分の女性患者は，完全に体重回復するためには最終的に1日あたり3,000キロカロリー以上のエネルギー摂取が必要である。

> **臨床のツボ** 正常な食事を防げる障壁
>
> ほぼすべての症例で，患者の消化器系は損なわれていない。正常な食習慣を回復するための主な課題は，本質的には行動や精神的なものである。問題は，患者の食事を管理することではなく，むしろ患者が食事計画に従うのを妨げる障壁に対処することである。一言でいえば，食事を指示することは比較的簡単であるが，確実に順守させることはまた別の問題である。

患者に再び食べ始めさせること

最初の課題は，患者に再び食べ始めさせ，そして一定の割合で体重を増加させることである。治療者は，速すぎる体重増加をあまり熱心に促してはいけない。というのは，結果として致死的なリフィーディング症候群（4.1.5項（p.70）参照）を引き起こす可能性があるからである。体重増加を速めることは費用効率が良いかもしれないが，そうすることの臨床上の不利益と常にバランスをとるべきである（Bemis, 1987）。このような状況下では，過食症の発症リスクを過小評価すべきでない。一方，もし患者の体重が減り続けた場合，特にそのことで生命的に危険な状態に陥る可能性が高い場合は，緊急にこの問題に取り組む必要がある。

患者が食べ始めたら，禁じられた食物という複雑な問題を持ち出すべき時である。栄養師たちは通常，患者に禁じている食物のリストの作成を求めると，このリストは食べられる物のリストよりはるかに長くなる。それゆえこの段階は，やりがいのある作業となるだろう。大部分の患者は，菜食主義であると主張するが，

多くの患者は肉を食べない

それは通常，赤肉は食べないが少量の鶏肉や焼き魚は喜んで食べることを意味している。

> **臨床スケッチ**
> 体重減少に直面する
>
> 治療者：アンナ，あなたはこの3週間で6ポンド（約2.7kg）以上も体重が減りましたね。
> アンナ：なぜこのことでそんなに大騒ぎをするのですか。私は今，両親に対する怒りのような重要な感情的問題に取り組んでいるのです。とても動揺している時に体重増加を期待できますか？
> 治療者：私は専門家としての責任と州法により，あなたを有害な状態からはもちろん，自傷行為からも守ろうと努めなければなりません。あなたが重篤になるか死んだりしたら，私は法律的な責任を問われるかもしれません。あなたはそうなってほしいですか？ そんな事態を防ぐために，私にはあなたの協力が必要なのです。

私たちの研究では，本当の菜食主義の患者は比較的まれである。摂食障害を発症する前から菜食主義者であることを示す証拠があれば，菜食主義を続けるのを

許す。(O'Connor et al., 1987)。多くの AN 患者は，脂肪分があるという理由で赤肉を避けている。AN 患者が自分の「禁忌の」つまり「禁止している」食物に関してどのように栄養師に異議を申し立てるかを，以下の「臨床スケッチ」で例示する。

> **臨床スケッチ**
> **酪農製品を食べることの拒絶**
>
> 患者　：私は酪農製品に対してアレルギーがあり，食べたら非常に苦しくなります。
> 治療者：あなたはなぜ原因が酪農製品であることがわかるのですか？
> 患者　：あなたの所に来る前，私は主治医に酪農製品を食べるといつも吐き気がすると告げました。医師は，それらを避けるように助言してくれました。母も医師に同意しています。主治医に聞いてみたらどうですか？　説明してくれますよ。
> 治療者：その医師は何か特殊な検査をしたり，そのような問題に最良の助言をするアレルギー専門医をあなたに紹介しましたか？
> 患者　：いいえ。
> 治療者：酪農製品に対してアレルギーを持つ人もいますが，多くはそうではありません。そのような製品すべてを避けることは，明らかにあなたの治療を難しくしますので，別の専門家の意見を得ることが大切です。アレルギー専門医に会っていただけますか？　もし彼女が同意したら，あなたの食事に酪農製品を含めないことを保証します。
> 患者　：いいですよ。このことを母に話していただけますか？

過食と嘔吐

　食物摂取の自己監視記録——通常 AN 患者はそれを強迫的に詳細に記入する——は，治療者が治療セッション中に焦点を当て，宿題のテーマともなる多くの重要な材料を提供するはずである。宿題がきちんとなされなかった時は，患者がその課題を行うのを妨げたかもしれない認知の歪みを明らかにして，それに挑むことが課題となる。

　厳格な摂食抑制と，その後に生じる過食と排出のリスクとの関連を強調することは重要である。過食−排出サイクルの表（2.1 項の図 1（p.30））は，治療者の面前で，患者によって完成されるべきである。治療者はまた，このサイクルが患者の苦悩や不安の感情への対処にどう役立つかについて明らかにすべきである。治療者は気分調節のための他のより建設的な方法を探す必要性を示唆する。治療者が尋ねてみれば，患者はある出来事で気が紛れたので，過食や嘔吐の欲求から逃れることができたという事例を挙げることが多い。これは治療上，価値のあることである。というのは，まれではあっても，実は過食や排出に抵抗できるということを患者に示す証拠となるからである。そうなれば，とにかく抵抗できないという患者の信念に疑問符を突きつけることができる。それから治療者は，患者がただちに実行でき，過食の衝動を遅延させるような，過食や嘔吐の代替戦略を患者とともに開発していく。しかしながら，これを成功させるためには現実的な戦略を開発することが重要である。患者の家にシャワーしかないのに，30 分間，浴槽に浸かるという戦略を決めても意味がない。

非機能的思考を取り扱うこと

　AN 患者は，治療に参加するのをいやがるにもかかわらず，しばしば寒さ，飢え，

食物摂取の自己監視記録が治療に使う材料を提供する

不活発，無気力，落ち着かなさ，不眠といったものを強く感じてとても苦しんでいる。

Garner ら（1997）が適切に表現したように，「……症状はしばしば，称賛に値する目標に近づくことを目的としたものだが，別の次元では適応の失敗を表している」(p.192)。

根底にある信念や思い込みを詳しく調べる必要がある

治療者は，「適応失敗」の一因となっている根底にある信念や思い込みを同定して詳しく探るために，患者と共同的枠組みを確立する必要がある。先に説明した診断の定式化は，非機能的思考や処理の誤りに狙いを定めるために使用することができる。最初の段階は，認知療法の基本原理を習得するために必要な言語スキルに患者を慣れ親しませることである。繰り返しになるが，多くの臨床家はこれらの概念をよく知っているだろう。しかし，ここでのコツは個々のAN患者の特殊性に合わせてそういった概念を用いることである。

> **臨床のツボ** 認知行動療法の技術を教える際の落とし穴
>
> 私たちは，認知行動療法を習得したことをうかがわせるような，目覚ましい知識と必要な臨床上の技術を示す多くの患者たちと話してきた。しかし，彼らは決してその知識と技術を実践することができなかった。目的は臨床において仲間を訓練することではなく，AN患者が不適応的な考えや処理の誤りを克服するための必要な知識と技術を伝えることだと，常に覚えておくべきである。患者が，「言うべき時に言うべきことを言う」のはかまわないが，必要なのは「やるべき時にやるべきことをやる」ということである。

自動思考

非機能的自動思考を明らかにする必要がある

自動思考は適応的で，なくてはならない，役に立つものでもある。例えば，海で泳いでいる経験豊かな泳ぎ手たちは，非常に大きな波が近づいてきていることに突然気がついた時，「私は深く息を吸って，波の下に潜る必要がある」と意識して考えなくてもよい。この思考と，結果として生じる行動は，同時で自動的に生じる。しかし，すべての自動思考が適応的で，効果的であるわけではない。認知行動療法は，これらの思考が患者の心のなかにどのようにして強固に定着するのかを理解させるのに役立つ。さらに重要なのは，自動思考が患者の日常生活においていかに非機能的であるかを理解させるのにも役に立つということである。患者の生活のなかにある非機能的自動思考を同定することは非常に役に立つ。というのは，そのような思考を同定すれば，それが病気の維持に果たしている重要な役割がはっきりするからである。患者の頭にとりついたものを明らかにし，挑戦し，修正することは可能だということ，そしてそれが実際の行動に影響を及ぼすということを患者に示せば，学習原理を理解するためのよい枠組みとなる。そのよい出発点は，非機能的思考の記録（DTR）である。

非機能的思考の記録（DTR）

認知行動療法の本質は，患者が特定の出来事や状況に対して特定の感じ方や振る舞い方をする理由を患者に説明するために，思考，感情，行動を結びつけることである。

これらの非機能的思考がいったん明らかにされれば，それに挑戦して，より適

表16 非機能的思考記録（DTR）の一例

状況	感情	非機能的思考	非機能的思考への挑戦
ゲイリーが，私の所に来てデートに誘った。	彼はとても容姿が端麗で素敵な人なので，私はずっと彼が好きだった。	彼のお気に入りの女友達が遠くへ出かけているのに違いない。彼は私を利用するだけのつもりだ。なぜこんなにいい人が，太って美しくない私のような女性と一緒にいたいのか？	このような状況で行う有用な挑戦 a）これを裏づける証拠と反証は何か？ b）これらの考えを他の形で見直すことはできないか？ c）これらの考えを頑強に続けたらその結果はどうなるか？。

応的で機能的な対処法を開発しようとすることができる。DTRの一例は図4に示した。

　認知行動療法を成功裏に終える上で，定期的な宿題の果たす役割がいかに重要であるかは，いくら強調しても強調し過ぎることはない。どんな治療者でも犯しかねない最悪の誤りは，患者に毎日，非機能的思考の記録を付けるように求めながら，セッション中にそれを見せてくれというのを忘れたり，払うべき注意を払わなかったりすることである。これは認知行動療法の枠組みの土台となっている基本的なことである。あなたが宿題を重要視しなければ，患者もそうしないであろう。

認知のスキーマ

　認知のスキーマは，「複雑な情報を処理，整理，統合することによって機能する，永続的な認知構造または認知的構え」と説明されてきた（Garner et al., 1997, p.122）。AN患者では，その病気があらゆるものを飲み込み，患者の全存在となる。AN患者が自分自身を，ANを抱えているジェニーと表現するよりも「拒食症者」と表現することはよくあることだ。このことは，ANという障害の広汎性の性質を反映している。摂食障害のスキーマが，患者の生活のどの程度を占めるかを説明するために円グラフを描いてもらうことは有用である。こうすることで患者の課題が明らかになることが多い。治療者と共同して行われた時には，特に効果的である。

　スキーマに基づくモデルに関して経験の少ない臨床家には，多くの優れた情報源がある（例えば，Garner et al., 1997；Hill & Touyz, 2007；Pike et al., 2005；Vitousek & Hollon, 1990；Young et al., 2003）。

気分を調節すること

　最近の研究によると，摂食障害と不安障害はしばしば併存し，不安障害が摂食障害の発症に先行することが多い。このような併存例ではよくあることだが，注意の焦点はしばしば不安障害には向けられず，摂食障害だけに向けられる。それどころか，初期の病歴聴取に際して不安障害が完全に見落とされることも起こりがちである。しかし，いったん，不安障害が確認されれば，賢明な治療者は摂食障害

摂食障害はしばしば不安障害を併存する

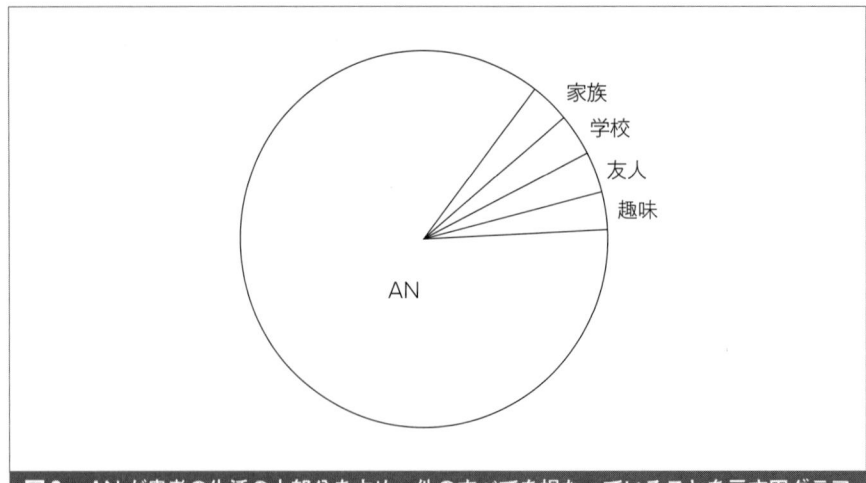

図3 ANが患者の生活の大部分を占め，他のすべてを損なっていることを示す円グラフ

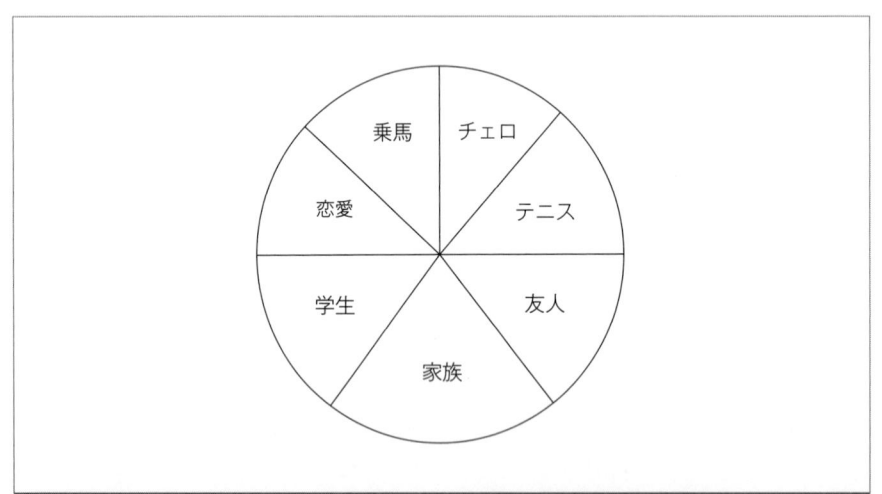

図4 より健康的で多様な生活への取り組みを示す円グラフ。「私は『拒食症者』ではなくて，家族や友人を持ち，恋愛や趣味を楽しむ大学生である」

の治療に加えて，エビデンスに基づいた不安障害の治療を組み込む必要がある。

AN患者は，とりわけ体重が減った時は，うつ状態となることもまれではない。薬物療法は限定的な影響しか及ぼさない（4.4項（p.81）参照）。多くの患者は，うつが体重増加により大幅に改善したと報告するが，常にそうであるとは限らない。うつに対処する特別な認知行動療法モジュールは，簡単に治療に取り入れることができる。

Fairburnら（2003）は，「気分不耐性」と呼ぶものについて記述した。これは，患者が肯定的な興奮なども含め，ある種の気分の状態を適切に扱えないことをいう。気分の変動を認めて，適切な方法でこれらに対処する代わりに，患者は「非機能的気分調節行動」を用いる。Fairburnらが指摘しているように，このような行動は，その気分状態の誘因となったことを特定する能力を減退させる。また，この行動は情動を中和するという機能も果たすが，患者に不利益をもたらす。非機能的気分調節行動は，以下のようなさまざまなやり方で示される。

4. 治療

- 自傷行為（切る，焼く，引っかく，さらには頭部をたたくなど）
- 精神活性物質（アルコール，向精神薬，違法薬物）
- 過剰運動，自己誘発性嘔吐や過食

より伝統的な認知行動療法の技法が，このような場合に役に立つかもしれないが，気分不耐性に対処するために特に開発された追加的な戦略も必要である。そのような戦略は弁証法的行動療法（DBT；Linehan, 1993）やうつ病のための集中的認知行動療法（Segal et al., 2002）のなかに見出すことができる。

対人関係の問題への対処

AN 症状の性質は患者全体ではかなり一貫しているが，各患者はそれぞれの家族，友人，知人を持つ唯一無二の個人である。家族療法は通常，若年のとりわけ学校に通っている AN 患者に適用される。対人関係（家族やその他）のあり方がAN の維持機構にどう関係するかを正確に理解することは重要である。このことの重要性は，摂食障害病棟で治療を受けていた 15 歳の少女の，以下のような臨床スケッチによく示されている。

それぞれの患者は唯一無二の個人である

この臨床スケッチが雄弁に物語っている。これと同じように，人間関係の問題が病気を維持するような状況は，2 人以上の家族（か親しい友人）が AN を有している所でも生じる。よくある状況は，2 人の親密な家族（たいていは母と娘）が，毎回の食事の際に食べる量の少なさを競い合うことである。長年にわたる人間関係の問題は，自尊心にも悪影響を及ぼすことがある。その結果，食事，体重，体形をコントロールするといった，その他の好ましくない目標を追求する必要性を強める（Fairburn et al., 2003）。

臨床スケッチ
対人関係問題への対処

治療者：あなたはいかなる犠牲を払っても自分の病気にしがみつこうと強く心に決めているようですね。

患者：あなたにどう関係があるのですか？ あなたはすべての患者にそう言っているのだと思います。私の場合，本当に仕方がないのです。

治療者：私はあなたの最後の発言に異議を申し立てたいのです。われわれは，病気を維持することがあなたの健康と全般的な幸せの両面にもたらす代償についてすでに見てきました。私の記憶が正しければ，あなたはその犠牲が大きいことに納得しました。

患者：あなたは理解していないようですね。このことに関して本当に私には選択の余地がないのです。このことは忘れてください。

治療者：私の言い分も少しは受け入れてくれませんか？

患者：じゃあ，そうしましょう。もし私がこの病気を克服すれば，両親は離婚し，すべて私の責任になるのです。

治療者：どうしてそうなるのですか？ 理解できません。

患者：ある夜，両親は私が寝ていると思って，寝室でささやいていたのを聞いてしまいました。両親は私が良くなるまで一緒にいることに同意していました——よくなったら，離婚するということにも。両親の結婚生活は，本当にうまくいっていません。これで，もし私が元気になったら，両親の結婚生活を永遠に台なしにしてしまうということがわかったでしょう？ すべて私の責任になるでしょう。

治療者：あなたがこのことを私に言ってくれて大変参考になりました。ありがとうございます。

AN 患者は数年分の社会的発達を失ってきた

　これとは異なる種類の対人関係上の問題も，しばしば AN 患者において存在する。AN は通常，性心理発達が重要な，青年期の極めて大切な年代に生じる。あいにく，AN 患者の多くはこの重要な年代の大部分を病気とともに過ごす。そのため，実年齢は 20 歳であっても，ダンスパーティーに参加したり，デートしたり，異性と手を繋いだりしたことすらないかもしれない。AN を克服することは，まだ十分に準備できていないのに，年齢相応の社会活動に参加するよう期待されることを意味する。単刀直入にいうと，患者は対人関係を上手くやる基本的な社会的技能に欠けており，恐れているのである。臨床家がこのことを認識し続け，患者が準備できていない課題への取り組みを勧めないことが必須である。そんなことをすれば，単に患者の挫折感を強め，再び食事，体重，体形をコントロールすることへの圧力を高めるだけである。新しい社会的出来事に備えるためには，多くの計画が必要であることをわれわれは経験している。ここでロールプレイが大きく貢献する。どの出来事も事後に詳しく吟味して，成功は強化し，失敗は注意深く分析して原因を判断する必要がある。治療者は患者が正常に食べ，体重が回復すると治療的努力は終了したと思うかもしれないが，しばしばさらなる取り組みが必要となる。ある AN 患者がかつて述べたように，「私は今や正常体重の AN 患者である——良くなったのか悪くなったのか，自分にもわからない」。

　筆者たちの経験では，デイホスピタルのプログラムは，このような患者にとって大変有効になりうる。こうした患者たちは毎日，仲間と関わり合うことを学ばなければならないからである。毎日，仲間と関わり合うことは非常に有意義である。というのは，この頃にはグループの多くのメンバーが健全な社会的交流を行っており，患者はそこから学びながら徐々に自信をつけられるからである。私たちの大部分は家族を持ち，共同体で暮らし，学校や大学や職場に通うので，対人関係は全般的な幸福に大切な役割を果たす。不幸にも慢性の AN 患者は，生活の質のひどく低い孤独なライフスタイルで生きている。この段階に至るまでに，患者は恐らく何年もの間，人と会食せずに過ごしてきただろうし，事態が改善する可能性は考えにくい。この点について，ある時，筆者たちの 1 人が，昼食時にデイホスピタルに到着したところ，6 人の慢性 AN 患者が，それぞれ別の木の下に独りで座り，数メートルだけ離れて昼食を躊躇して食べていたのである。そこには社会的交流は少しも存在しなかった。

> ### 臨床スケッチ
> **第一歩を踏み出す（16 歳の AN 患者）**
>
> 治療者：今週末，何をしようと思っていますか？
> 患者　：家族と一緒に家にいます。
> 治療者：友達に会いたくないのですか？
> 患者　：会いたいとは思いますが，面倒くさくて，実際に会う気にはとてもなれません。友達は，パーティーに行ったり，男子と一緒にいたいので，私は取り残された気分になるでしょう。
> 治療者：お母さんに，あなたの年代の娘をもつ友人を招待するよう，私が頼んでみるというのはどうでしょう？　そうすれば，親がその手配に責任を負い，あなたは友人に会うことができます。
> 患者　：そうですね。

Treasure（1997）が指摘しているように，親が16歳の子どもの社会生活を世話するのは不適切に思えるかもしれないが，物事がうまく動き始めるように誰かがリードする必要がある。家族の支えを得れば——患者の同意のもとに——社会生活が始動するかもしれない。

自尊心を高めること

摂食障害患者が持つ中核の低い自尊心を治療することが，今，注目を受けつつある。Fairburnらは，BN患者の病気の維持機構として，「中核の低い自尊心」の重要性に注目した（Fairburn et al., 2003）。これは，AN患者においてもまさにそうである。多くの場合，長期にわたる低い自尊心がAN患者のアイデンティティの一部となっているのである。

> 中核となる低い自尊心に対処する必要がある

AN患者の治療に慣れていない臨床家は，入手した患者の生活情報により，AN患者がこのように低い「中核の自尊心」をもっているという考えに矛盾を感じるだろう。患者のやり遂げることには終わりがないようにみえる（例えば，学校のリーダー，トップアスリート，学級委員長など）。実際，これらの患者は通常，参加したすべての試みにおいて優れた能力を発揮しているようにみえる。しかし，それは真実から遠くこのような完全主義は，大きな代償を伴う。

臨床スケッチ

自己価値に挑む

患者：今学期の試験では，高い点を維持できないだろうと思うと，私は不安でたまりません。
治療者：もしその目標を達成できなかったら，あなたはどう考えるのですか？
患者：自分は完全な落伍者で価値のない人間であることが，はっきり示されると思います。
治療者：あなたは，高い平均点を維持することで自分の価値を評価すると言っているのですか？
患者：他に方法はありますか？ 取り組んだことは何でも，絶対にうまくやらなければなりません。妥協することはできません。その対象が大学の評価でも，スポーツでも，趣味でも，友人との関係でも，違いはありません。今学期に体重が減り始めた時に，より自分をコントロールできていると感じるようになりました。
治療者：あなたが，自己価値を表すものとして選んだ対象からは，興味深い問題が浮かび上がってきます。科学者はあなたのように，毎日の課題達成の仕方で自身の価値を評価すると思いますか？
患者：みんなは，業績によって自身の価値を決定しないのですか？
治療者：ある程度はそうするでしょう。しかし，それはあなたがしているような厳しい方法ではまったくないし，時間単位で行うわけでも決してありません。あなたは，友人の自己価値を彼らの成果で評価しますか？ あなたは友人のケートについて話しました。あなたは彼女の価値を今学期の評点で評価しますか？ ところで，あなたは私が臨床訓練をいかにうまくこなしたかについて，ことさら興味がないようですね。
患者：あなたは行ったことすべてをうまくこなしたに違いないと考えていました。
治療者：実情はそうでないことをあなたに断言できます。——例えば，私のゴルフのハンディキャップは27です。私があまり優れたゴルファーではないとわかったら，あなたは私の評価を変えますか？ 27というハンディキャップは話にならないと断言できます。
患者：いえ，評価を変えるということはありません。何と言ってもあなたは教授です。

（Garner et al., 1997, p.129から改変）

こういったことから考えると，AN患者のこの「中核の低い自尊心」に対処する最良の方法について記した文献は豊富にあるように思うが，意外なことに，実情はそうではない。しかし，AN患者に容易に適用できるような，低い自尊心についての優れたワークブックは数多くある（例えば，Fennell, 1999；Mckay & Fanning, 1992）。

最後に，摂食障害患者は，自尊心を改善するには外見を良くするという方法しかないと信じている。Rosen（1997）が指摘したように，「食事制限と運動が，主な容姿の改善法と考えられている」。しかし，破綻した結婚には離婚するという道もあるが，患者は自身の体からは離れられないことをぜひとも受け入れる必要がある。唯一の妥当な代替策は，妥協して，この点——短所など——をもっと受け入れることである（Cash, 1995）。

体形へのこだわりを減らすこと

1970年代以降，身体像の成り立ち，評価，病理に関する情報は氾濫している（Rosen, 1997）。しかし，「体形誤認の是正は，回復のための前段階である」というBruchの主張にもかかわらず，その最良の達成方法についての文献はほとんどない（Delinsky & Wilson, 2006；Farrell et al., 2006）。

体形へのこだわりの対処

体形への非機能的なこだわりは，ANとBNの診断基準の必須項目であるが，臨床家はこの症状を十分に重視しない。摂食行動を改善すること，体重増加を促進すること，過活動を減らすことには多くの注意が向けられているが（Touyz et al., 1993）体形へのこだわりを減らす努力は，しばしば治療の中心的な位置を占めるというよりもむしろセッションの最後に回される。このようなこだわりはなかなか消えず，患者の体重回復後も長い間，大きな苦悩を引き起こし続ける場合があることを，筆者たちは発見した（Windauer et al., 1993）。

非機能的な体形へのこだわりに直面したら，まずどのような対応をとればいいのだろうか？ Fairburn（印刷中）は，この問題において良識的なアドバイスをしている。無駄をなくすことが今日の風潮である。単純で十分に確立された技法から始め，同時にあまりにも多くのことをしない方がいい。雑多な方法を下手に用いるよりも，少数の方法を上手く用いることが肝要である。

AN患者が非機能的な体重や体形へのこだわりを克服するのに役立つ2つの重要な指導原理がある。まず，これらのこだわりが日常生活をなぜ支配するようになってしまったかに気づけるよう，患者を教育することである。これが達成されたら，今度は儀式的行動の強さと頻度を減らすために認知再構成と行動療法的戦略の両方を導入する。ここで記しておくべき点は，私たちが実際に痩せたファッションモデルや女優に夢中になっている社会で生活しているということであり，そのようなイメージに比べて自分は太っているという患者の懸念には正直なやり方で取り組む必要がある。このことに関する患者の見解は真実なので，認めなければならない。こういった考えを否定して退ければ，あなたの信用は落ちるだろう。

体形についての心理教育

Rosen（1997）は，体形の概念とそれについての過剰なこだわりが生まれる仕組みについて，AN患者に心理教育することに大きな価値を置いた。これは，短

い解説ビデオや，対話式の討論，オーディオテープのセッションや自助本などによる宿題などを統合したマルチメディアのプレゼンテーションにより達成可能である（Cash, 1991, 1995）。この場合，使うものが多ければ多いほど良いようである。Rosen はまた，AN 患者が自分自身の身体像とそれに影響した可能性のある要因についての簡潔な歴史を記録することが有用であることを見出した。これは，早期の児童期（7歳まで），後期児童期，前思春期，思春期，そして成人前期と現在を含む。肯定的影響と否定的影響の両方を書くべきである。体形に関係する過去の苦痛は，後の段階で誘発される場合があることを忘れてはならない。

　この教育過程の最終段階は，体形と体重に関する非機能的なこだわりの性質や程度と，それらが日常生活に及ぼす影響の両方について注意を喚起することである。これは身体確認モニタリングシート（摂食行動を記録するのに用いられるシートと似たもの）の使用により行える。しばしば患者は，これらの身体確認行動がどれほど多く行われ，どれほど多くの生活上の障害を招いているかに気づいていない（Fairburn，印刷中）。このモニタリングシートには，時間や場所，確認行動，その契機，確認行動の前後の認知や感情について記録できる欄がなければならない。そのような情報は，どの行動を中止したり，減らしたり，修正したりすべきかを決定するのに非常に有用である。また，回避行動も記録する価値がある。患者は避けている活動に自分自身を徐々に曝露するような行動的実験を行うよう促される必要があるからである。Fairburn は「肥満感」を扱う意義も認めている。患者は，強い肥満感とこれに関連する何らかの感情など，例えば倦怠感，抑うつ，疲労感，服がきつすぎる感じなどが生じた時について記録するように求められる。多くの患者は，確認行動の多さと，肥満感やそれに関連して必ず生じる否定的感情に苦しんだ時間の長さに仰天するだろう。

> 患者は自分の身体確認行動を自覚する必要がある

　これで，何回も体重を測るとか，鏡で自分の欠点を探すとか，身繕いの儀式を行なうなどといった身体確認行為を扱うための行動療法的な戦略や，認知再構成法を導入する準備が整った。

認知再構成法

　この段階になれば，治療者は，認知再構成を行うに足りる十分な情報を手にしているはずである。Rosen（1997）が指摘したように，不安や抑うつに用いられている伝統的な手法が，摂食障害患者の治療のために認知再構成を用いる際に，有効である。患者は不適応的信念を支持する証拠と，それに反する証拠を挙げるよう求められる。提示された証拠は，信念そのものと同じくらい重要である。

　治療者は患者の否定的な独り言を抑えて，より肯定的な言葉――記憶しておいて必要時にいつでも唱えることができるもの――のリストを作成することを助ける必要がある。

　有効かもしれないもう1つの戦略は，Treasure（1997）が説明した法廷のシナリオである。治療者は，有罪判決を勝ち取ると決意している検察官の役割を演じる。被告人はアンナ・レクシア嬢で，太りすぎで起訴された。患者は被告人を弁護し，陪審員から確実に「無罪」の評決を引き出すように求められる。

> 法廷のシナリオを使うと，患者が不合理な認知を変える助けになるかもしれない

> **臨床スケッチ**
> **認知再構成法**
>
> 患者：私は絶対ビーチに行けません（たとえ友達みんなが行くとしても）。というのは，水着姿を死んでも見られたくないからです。
> 治療者：なぜ，そう思うのですか？ 何があなたを止めている原因なのですか？
> 患者：泳ぐために海辺をよたよた歩いている私をちょっと想像してみてください。ビーチを埋め尽くしている人全員が，どうしてそんなデブが，敢えて水着を着て体をさらそうとするのかと思うでしょう。
> みんなが笑い，私は恥ずかしさで息ができなくなり，われを忘れてしまうでしょう。
> 治療者：ビーチを埋め尽くしている人全員が，わざわざあなたを選び出して一挙一動を観察すると本当に信じていると言うのですか。みんなが会話を止め，読書を中断し，昼食をとるのを中止して，すべての注意をあなたに向けますか。あなたがそんなに重要人物だとは知りませんでしたよ。
> 患者：そう言われてみると，そうですね。私はアンジェリーナ・ジョリーではありませんから。
> 治療者：このようなことを考えた時，どんな気分になりますか？
> 患者：ひどい気分です……。私は太っていて，醜くて，さえなくて，ボーイフレンドなんて絶対できないという気持ちです。
> 治療者：自分自身にもう少しやさしくしたほうがいいのではありませんか。あなたはビーチにいるどの女性も自分の体形についてちっとも意識していないと思いますか？
> 患者：そう思います。

検察官：陪審員の皆さん，私はアンナーレクシア嬢が非常に太っているために，休暇に格安の航空会社を使って海外旅行する機会を享受できないことを強く主張します。彼女の体は座席におさまらないのです。それは，彼女が太っているということを示すのに十分な証拠になるのではないでしょうか。

患者（被告側弁護人）：これは事実ではありません。彼女が太っていないことを示す十分な証拠があります。私の依頼人は，毎日，学校から帰宅するのにバスを使っていますが，格安の飛行機にあるのとまさに同じくらいの大きさの座席に座っています。彼女はあなたが主張するほどには太っているはずがありません。

　治療者と患者は，互いの想像力を持ち寄り，この台本を続けていけばよい。この問題がどれほどばかげていて，滑稽であるかを患者が治療者と一緒に笑い飛ばせるほど，大げさな台本に仕立てるべきである。それから患者に美術館に行くことを勧める。そこに行けば，かつてふっくらしていることを求められた時代もあったことがすぐ明らかになる。そうすれば，その時代と現代の痩せを理想とする社会を比較することができる。家にあるファッション雑誌を捨てることも役に立つ。Treasure（1997）の患者の1人は，ファッション雑誌を「拒食症のポルノ」と呼んだ。

　すべてのAN患者が，体重や体形に関する囚われや，強い身体への不満の感情を自認するわけではない。こういった問題はAN患者が体重を回復し始めた時に特に難しい関門となる。患者はこのような非機能的なこだわりが生じた時にうまく挑戦できるよう，準備をしておく必要がある。

　最後に，先にも述べたように，患者は自分自身と体とを切り離すことはできない

ので，たいていは自分の体の欠点とともに生きていけるようにならねばならない。

> **臨床のツボ** リーバイスの原理
>
> AN 患者は，体重がリーバイスの原理によって支配されていると信じている。すなわち，遺伝子（genes）よりジーンズ（jeans）が体重を決めるというのである。Treasure（1997）は，体に合わない服を返品できる服屋で買い物をするように患者に勧める。そして標準的なイギリス女性のサイズである，16 号の服を買うように勧める。治療者は，患者が大きめの服を試着した時にどんな結論に達するかを患者とともに探り，自分が本当に平均よりもサイズが大きいといまだに思っているかどうかを尋ねる。

行動療法的戦略

Rosen（1997）は，非機能的な体形へのこだわり，特に身体確認行動を扱う時に効果的に使用できるいくつかの行動療法的戦略を記した。この戦略は，回避状況への曝露，身体確認や身繕いの反応防止法，再保証の追求，比較，そして快い身体体験の享受から構成されている。

回避状況への曝露

自宅外で不安を引き起こす状況に直面する前に，患者は自分の身体への過度のこだわりを減らすための練習を行うべきである。Rosen（1997）は，最も嫌な身体部分と最も満足のいく身体部分の両方を含む階層を作るよう推奨した。患者は他人の目のない自宅という環境で，全身が映る鏡の前に立ち，階層の 1 つひとつの段階を克服していく。各段階に費やされる時間は 1 ～ 2 分間で，最初は完全に服をつけたままで行われる。十分に折り合いをつけたら，次に患者は裸のままで鏡の前に立ってもよい。患者のなかには，漸進的筋肉弛緩法が有効な人もいる（Rosen, 1997）。

筆者たちは，最近，摂食障害患者のデイホスピタルでの治療の補助として鏡曝露法を利用することについて記述した（Taylor et al., 2005）。

身体確認と回避のモニタリングシートから得られた多くの情報は，非常に貴重なものになるはずである。前述の臨床スケッチで記述したビーチを避けるなどの個々の状況は，分析と論議の材料になる。取り組むことのできるその他の回避行動として，だぶだぶの服より体にフィットした服を着ることや，故意に顔のシミを覆うようにしている毛なら除毛するなどがある。その他にもたくさんある。

患者に鏡のなかの自分の体と向き合わせる

身体確認や身繕いの反応防止法

患者はさまざまな身体確認や身繕い行動を行っている。これらもやはり，モニタリングシートを検討した時に明らかとなる。確認行動には，絶えず自分の身体をメジャーで測る，指で手首回りを測る，肌をつまむ，常に鏡で自分のシミをチェックするなどがある。絶え間ない身繕い行動もはっきり示される。このような患者が，まさに無理やり自分を自宅から連れ出す前に何枚も服を試着するのは珍しいことではない。治療者は，即座にやめるべき行動と，減らしたり修正する必要のある行動を決めるために患者と緊密に協力する（Rosen, 1997 参照）。

再保証の追求

AN 患者は，自分の欠点が依然として目立ったり，さらに目立つようになったりしていないかどうかを知ろうとして，他人から絶えず再保証を求めていることが知られている。親や身内，友人たちは，どこに助けを求めればよいかわからず，AN 患者の執拗な猛攻にイライラさせられがちである。Rosen（1997）は，この行動を以下のように明確に記述している。

この行動もまた，他人に口に出して言ってもらうという点で異なるが，身体に関する否定的なコメントになる。再保証を求めることは自滅的である。というのは，再保証を求めても囚われはなくならない（患者は再保証を信じない）し，心ならずして他人が患者の外見により興味を持つように仕向けることになるし，配偶者や家族との関係を緊迫したものにするからである（p.197）。

再保証追求行動は，できるだけ早く同定し，解消する必要がある。

比較

患者は，常に自分自身と世界屈指の美しいモデルや女優を比べる。そのような写真や映像に注目することは，結局，自分が持つ欠点を強調し，自分を低く評価する結果となる。ここで直面しなければならない問題は，その比較が不公平ということである。患者は仲間と比較することはせず，デジタル処理で外見をより美しくされていることの多い，マスメディアのなかでもトップクラスの美女と自分を比較している。患者は他人と比較するのをやめるように求められる。その代わりに，他の女性のなかに見つけた魅力的な面を明らかにし，同時に欠点も指摘することが求められる。ここでの課題は，より現実的な評価に到達することである。

快い身体体験

Vandereycken ら（1992）は，ダンスやマッサージ，知覚認識の練習により患者が自らの体に親しむことの重要性に着目した。患者はまた浴槽に浸かることやマニュキュアやペディキュアを塗ることも勧められる。それらすべての活動は，患者が「自分の身体を快いものとして経験する」ことを可能にすることを目的としている。Rosen（1997）は，そのような活動は，曝露のための活動にもなるので，実際には二重の目的を持つことになるという，説得力のある説明をした。

4.1.5 児童思春期の AN 患者の家族療法

治療に患者家族を参加させることは重要である

家族療法は，児童思春期の AN 患者にとって，治療の不可欠な部分として考えられている。これは患者を家族から離せという 19 世紀の Gull の助言と全く異なる。

さまざまな家族療法が，家族システム理論に基づいて評価されている。これらには，戦略的なものや，構造的なもの，そしてミラノ派のもの（Lock & le Grange, 2005）がある。他のアプローチとしては「家族心理教育」（授業形式で家族全員で行うもの）や，合同家族療法と「分離」家族療法（患者と親を分けて行う），行動療法的家族システム療法（モーズレイ方式のように，両親が子どもの栄養補給に責任を持つように促され，再度食事ができるようになった後にコミュ

ニケーションと問題解決技法の特別な訓練が加えられる），そして一種の構造的家族療法があり，これには個人的身体知覚療法（歪んだ身体像の修正に焦点を当てる）を伴う場合と伴わない場合がある。

このように家族へのアプローチにはさまざまな型がある。しかし，最もエビデンスがあるものは，モーズレイモデルに比較的新しい種類の家族カウンセリングを加えたもの（Lock et al., 2001）である。このモーズレイ方式は，3つの段階に分かれている。第1段階では，患者の栄養補給に焦点を合わせ，家族揃っての食事を盛り込んでいる。第2段階では，新しい人間関係のパターンのための話し合いに焦点を当てる。そして最後の段階では，食行動の異常を相互作用の基盤とするのではない，両親と児童思春期の子どもとの健全な関係を確立する。これには，思春期の子どもの，個人的自立性を強めることが含まれている。

どのアプローチでも，家族が治療に参加することは重要で，そのために同居している家族員すべての面接が，初期の段階で設定される。別居していたとしても，両親はやはり参加するように促される。面談は，家族が心配しており，互いに助け合うために最善を尽くしたがっているという前提で行われる。罪悪感はよくみられるが，家族に対しては，それが無益な感情で，完全な家族なんてどこにもいないと助言できる。また，AN患者がいるとどんな家族でも——いくら健全な家族でも——混乱する場合があると言って安心させるべきである。同胞を含む家族員は，その感情を伝え合うように促される。怒りもしばしばあり，心配の表れと解釈される。

最初のセッションで，治療者は家族の強さと弱さを評価し，セッション終了時に，1人ひとりに前向きなコメントを言うようにする。身体的または性的虐待，物質乱用，他の子どもの問題（例えば物質乱用や問題行動など）などの急を要する大きな問題のあるケースでは，家族は専門の治療者に紹介される。しかし，そのような問題と関連した精神病理は稀である。多くの家族，または少なくとも両親には，定期的なセッションを行う。その目的は，AN患者を助けるために家族の支援を引き出すということである。この治療法は思春期患者のために開発されたものだが，配偶者や他の家族員を参加させるという方法を使えば，年長の患者にも適用できる。

食事のアドバイス：患者の食事の問題に取り組まなければならないので，栄養師は治療チームの重要なメンバーである。栄養師は食事内容，カロリー，必須の栄養素を含むかどうかを評価することができる。患者と家族は，健康的な食事について教わる。多くの患者は1日1,000キロカロリー摂取すれば十分だと思っている。実際は，健康的な体重を維持するにはその2倍のエネルギー摂取が必要なのだが，摂取量は徐々に増加させるべきである。摂食障害患者は，マイナスのカロリーバランス（消費カロリー＞摂取カロリー）になりがちであり，健康な栄養状態まで回復するために，通常より多く食べる必要がある。Lockら（2001）のマニュアルでは，栄養に富んだ食物を食べること以外，具体的な食事のアドバイスをするのを推奨していないが，私たちの考えでは，この問題に直接的に取り組むことは必要不可欠であり，栄養についてのこの助言は，致死的なリフィーディング症候群を防ぐために重要である。

入院治療プログラムでは，患者は食後，休養を指示される。プログラムによっ

栄養師は，患者と家族に健康な食事を教えることができる

急激すぎる栄養補給は危険な場合がある

ては，この間，部屋の温度を上げるなど身体を温めることが推奨されている。これは，体温を上げると活動レベルが下がるという動物実験に基づいている。

急激な栄養摂取は，「リフィーディング症候群」を招き，重篤となり死を招く可能性もある。これは，大量の食物を急激に摂取したことで代謝が刺激され，体の細胞内のカリウムやリンのような物質の必要性が急激に高まり，それ以前に絶食とダイエットにより枯渇していた血漿中のカリウムやリンの急激な低下を招いてしまうことにより生じる。この症候群の特徴としては心機能不全，息切れ，虚弱，浮腫，発作，せん妄，昏睡などが挙げられる。治療者は，患者が最も低体重の時より，食事摂取を再開して良くなり始めたときのほうが，より危険になりうることを理解する必要がある。

> **臨床のツボ　栄養師を利用しよう**
>
> 摂食障害に関わる多くの医療者は，栄養についてほとんど知識を持たず，またトレーニングも受けていない。摂食障害患者は大抵この分野について膨大な知識を持っているという印象を与えるが，彼らはカロリー値やある特定の食物を食べる影響について誤った情報や歪んだ認識を持っていることが多い。摂食障害についての知識を有する栄養師は，栄養指導を行うのに最も適した人材である。患者はこのような専門家からの情報をより信用する傾向にあるため，栄養師のところへ患者を相談に行かせるのは良い考えである。

患者が身体的，精神的状態においてかなり改善するまでは，治療者との週1回の検討が必要である。体重は各セッションで記録されるべきである。家族に，進行状況のモニターを手伝うように奨励してもよい。食べ方はゆっくりと改善するが，摂取量の増加は維持されねばならない。患者が体重減少を止めるだけでは十分ではない。1週間に1ポンド（約0.45kg）の割合で体重が回復するように監視せねばならない。エビデンスに基づいたマニュアルを使用したい治療者は，Lockら（2001）を参考にできる。

> **臨床のツボ　心理療法が成功する鍵**
>
> AN患者の心理療法に成功する鍵は，ケアと配慮を融合させることで，真の関心を示し，自立をすすめ，患者を餓死させない，という確固とした主張を示すことにある。批判は避けたほうがよく，その代わり適切な時に褒めることが重要である。AN患者は通常傷つきやすく，自己評価が低いため，誹謗したり，懲罰的な治療方法は，逆効果になりかねない。一方で，患者は治療者が自分を見捨てないと信じることが必要である（p.88の関連する症例スケッチを参照）。

4.2　作用機序

4.2.1　精神力動的治療とそれに関連した治療

精神力動的治療は，摂食障害の治療において最も長い歴史を有している。それは無制限のものから時間限定的に構造化された治療法へと発展した（Dare &

Crowther, 1995)。ANに対するそのような治療法の適用の主要な形については，Bruch（1973）がすでに述べている（2章参照）。彼女はAN患者の治療における精神療法上の2つの重要な要素を記述した。それは，(a) 患者にとっての食事の意味に対する理解を育むことと，(b) AN的な自己体験と自己表現の代替を見つけることを支援することである。

精神力動的治療は，長期にわたって続き，時間とエネルギーと金銭をかなりつぎ込むことが要求される。専門的な訓練も必要だが，そのような訓練は，見つけるのも受けるのも容易ではないかもしれない。Dare & Crowther（1995）は，時間限定的精神分析的治療の標準形として，ANのための焦点を定めた精神分析的治療法（Focal Pychoanalytic Therapy：FPT）を開発した。これは比較的利用しやすく，広めやすいかもしれないし，経験的な評価も受けやすいかもしれない。治療者は非指示的な立場に立ち，食行動や症状治療の問題については助言せず，まず患者の病歴と家庭での経験という観点から意識的および無意識的な症状の意味を明らかにする。次に症状がもたらす効果とそれによる現在の対人関係への影響が検討され，最後に，それらが治療者と患者の関係に及ぼす影響が検討される。しかしながら，非指示的な立場は，治癒を求める親の圧力や積極的治療を求める小児科医の期待に鑑みて，児童思春期の治療において疑問を提起する可能性がある。

BNのような摂食障害に対する自我心理学（Goodsitt, 1997）は，古い精神力動的治療法から発展したものであり，それはBNを自我の病理の特別なケースとして捉えている。

患者は自分の要求，特に自尊心のような要求を満たすために人に頼ることができない。代わりに摂食障害患者は，個人的要求を満たすために物質や食物に頼る。治療は，患者が生活のなかで他人に頼り始めた時に進展する。

あいにく，このアプローチを支持するエビデンスはあまりない（Hay & Bacaltchuk, 2006；Treasure & Schmidt, 2005）。集中的精神分析的治療法の単独の無作為比較試験では，AN患者の外来治療において他の心理療法と同様の効果があることが明らかにされている。しかし，転帰はすべてのグループの大部分の参加者において惨憺たるものだった（以下の4.3.1項（p.78）を参照）。

精神力動的治療は，長期にわたる

4.2.2 認知行動療法，認知療法，行動療法

認知行動療法（CBT），認知療法（CT），行動療法（BT）は，時間限定のマニュアルを用いた治療法であり，障害を促進および維持すると考えられる不合理な認知（信念）と行動を取り扱う。Garnerら（1997）は，AN患者に対するCBTを，患者の信念，態度，体重の意味についての思い込みを取り扱うものと表現した。痩せは自己価値を得る主要な手段として考えられ，体重増加は恐れられる。正と負の強化因子がともに患者の行動を持続させ，この疾患の自我親和性を説明している。摂食パターンを正常化するためにこれらの信念と行動に挑戦する戦略が進められる。

Fairburnら（2003）は最近，4つの主な疾患維持因子を解決するBNのCBTをモデルにして（上記参照），新しいCBTを開発した（CBT-BN）。その疾患維持因

CBT, CT, BTは時間限定的治療法である

子とは病的完全主義，低い自尊心，気分不耐性，対人関係上の問題である。弁証法的行動療法や対人関係療法から導かれた戦略も，これらの問題に対処するために取り込まれている。Fairburn らは，このアプローチが若年患者の治療に家族を含むことと矛盾しないと言及している。また AN 患者の退院後の治療においても，さまざまな種類の CBT が評価されている（例えば Pike et al., 2003）。

非特異的臨床管理――最近の非特異的治療

　AN に対する比較的新しい非特異的治療がニュージーランドで開発され，それはなお行動療法的要素を多く含んでいるものの，それまでの CBT より指示性が少ない（McIntosh et al., 2005）。この治療は，非特異的な臨床管理（Nonspecific Clinical Management：NSCM）と言われている。NSCM は心理教育と「ケア」，そして支持的な心理療法を含み，正常な食事と体重の回復，体重維持の方法，必要なカロリーについての情報，正常な食事の再学習に焦点を当てる。つまり，栄養指導や体重を回復させる行動上の方法を組み込んだものである。治療期間は比較的短く，最低 20 週にわたり，マニュアルに基づいた 1 時間のセッションを 20 回行う。ある治療試験では結果は有望であったが，多くの患者では症状を残存していたことから，この治療法は長期治療において初期段階の有用な治療となる可能性が示唆された。

　BN において，比較される治療として時に用いられる他の治療法は行動療法である。行動療法では，食事パターンの日誌をつけることや，「正常」な食事に戻すこと，嘔吐などの体重をコントロールするための過激な行動から気を逸らす技法など，行動療法的戦略のみを用いる。この方法は，CBT-BN より効果は低いことが判明している（Fairburn et al., 1993）。

　1980 年代に，強迫性障害に対して開発された曝露－反応妨害法を改変したものが，成人 BN に対して開発された。それは，食物に曝露した後，食後の嘔吐といった体重調節行動の心理的予防戦略を実施して，嘔吐の衝動や強迫性を薄れさせることである（Carter et al., 2002；Leitenberg et al., 1988）。RCT（Randomized Control Trial：ランダム化比較試験）で，CBT-BN の効果増強作用が予約待ちの群と比較された。しかし有効性を認めなかった（例えば Agras et al., 1989；この方法のメタ分析について Hay et al., 2004 参照）。この方法は，幅広い支持が得られていない。

　Griffiths et al.（1996）は，BN に対する催眠行動療法を開発した。これは不適応的食行動を変えるための自己監視などの行動療法的技法と，行動変容を促進させて強化するための催眠技法を組み合わせて行われる。しかし，これまで 1 回の短期間の RCT が実施されただけである（Griffiths et al., 1996）。

　BN に対する CBT の効果を高めようとする多くの試みが行われてきた。しかし，いまだ広く支持された方法はない。例えば，ミクロ生態瞬間評価（Microecological Momentary Assessment：EMA）――集中的な監視スケジュール――は小規模な RCT において，自己監視をあまり強化しなかった（le Grange et al., 2002）。いまだ証明されていないがより有望なものとして，Fairburn ら（2003）が提唱している前述の「超診断的治療法」がある。最後に，多くの BED 患者は過体重か肥満しているため，例えば運動など体重障害を解決することを助ける戦略を加えることは，長期的な転帰にとって重要かもしれない（Pendleton et al., 2002 を参照）。

4.2.3 他の「行動療法的」治療

認知分析療法（Cognitive-Analytic Therapy：CAT）は，認知療法と短期集中精神力動的治療の要素を組み合わせた治療法である。CATは積極的な症状の治療を統合し，ANに対するCBTの実行可能な代替法として推奨されてきた（Garner & Needleman, 1997）。

患者は，自分の体験や早期および現在の人間関係のなかにANの萌芽が進展するのを助けられる。これは図式の形で描かれ，治療過程において修正される（Treasure et al., 1995）。治療は，1週間1回のセッションが20回行われ，3カ月間にわたり，1カ月に一度の「ブースター」セッションがある。治療者は特別な訓練とスーパービジョンを受けることが求められる。

認知的方向づけ理論（Cognitive Orientation Theory）は，ある感情を回避するといった行動の主題の意味を明らかにする系統的手順を生むことを目的とする。行動修正のための治療は，食行動に直接関連した信念でなく，主題に関連している信念の系統的変化に焦点を当てる。患者の信念が誤りである，もしくは不適応的なものであるなどと説得しようとはしない（Bachar et al., 1999）。しかし，これは1つの非常に小規模な，結論が出ていない治験があるのみであまり使われていない。

最後に弁証法的行動療法（Dialectical Behavior Therapy：DBT）は，行動療法の一種であり，BNの中心的な問題を感情の調節異常とみなす。過食や排出行動は苦しい感情状態に働きかけ，変化させ，コントロールする試みとして理解する。患者は非機能的な行動に変わる技能のレパートリーを教えられる（Safer et al., 2001）。これは有望な方法だが，31人のBNの女性患者に用いられた1つの短期（20週）RCTがあるだけである。この試験により，DBTは予約待ちの患者と比べて過食や排出の中止を有意に増加させ（28.6％の中断），過食症状スコアや摂食抑制スコアを有意に減少させた。しかしうつ症状のスコアでは明らかな有意差を認めなかった（Hay et al., 2004）。さらにBED患者44人の女性に治験が行われ，結果は有望であった（Safer et al., 2002；Telch et al., 2001）。DBTを受けた89％の女性が，治療の最後までに過食をやめることができたが，56％の人しか治療終了6カ月後までそれを維持できなかった。再発は治療後の強い摂食抑制と関連していた。

> CATはAN患者に対するCBTの実行可能な代替法になりうる

4.2.4 対人関係療法

対人関係療法（Interpersonal Psychotherapy：IPT）は，当初はうつ病のために開発された治療法であり，後にBNの治療のために修正された（Fairburn et al., 1991）。CBTのように，マニュアルに基づいた治療法であり，経験的評価を行いやすい。IPTはBNの治療において3つの重なり合う段階を持つ。第1段階では，摂食障害の対人的な背景を分析し，患者の問題領域の定式化を行う。それが，第2段階の中心となる。第3段階では，対人関係の変化を生じさせる過程をモニターし，さらなる対人関係上の問題に対処する方法を明らかにすることが目的となる。BN患者では——AN患者では必ずしもそうではないのだが——治療者は

> うつ病治療のために使われていたIPTが，BN患者に用いるために改変された

食事パターンや身体に対する態度に関心を向けない。

　IPTを成功させるためには，特別なトレーニングが必要とされている。治療者によるIPTの使用がどれだけ普及しているかについては明白でない。CBT-BNとの比較が縦断的研究でなされたが，結果ははっきりしていない（McIntosh et al., 2005）。しかしながら，治療における対人問題への取り組みは経験的に支持されている。問題のある対人関係が摂食障害の維持に大きな役割を果たしていることが知られているからである（Fairburn et al., 2003；第1章参考）。CBT-BNの方が，BN患者に対してIPTより早期に症状の変化を導くことがわかっているが（例えばAgras et al., 2000；Fairburn et al., 1991），1年後の追跡調査でIPTはCBTと同等の効果を示した。

4.2.5　フェミニスト療法

　フェミニスト療法は，性の文化的創出が摂食障害の理解と治療の中心であるという主張に基づいている。KatzmanとLee（1997），Striegel-Moore（1995）そしてWooly（1995）が，摂食障害にフェミニズム的アプローチと比較文化的アプローチを統合させた。この治療法の詳細な記述は，Dolan & Gitzinger（1994）のなかに見出される。90％の患者が身体像の障害を持つ女性であるような障害に対して治療でフェミニズム的な問題を扱うことは，「表面的妥当性」を有している。しかし，この方法を評価するRCTはないし，どれだけ使われているかも不明である。

4.2.6　動機づけ強化療法

METはANの自我親和性を標的とする

　Vitousekら（1998）およびWardら（1996）は，摂食障害に対して動機づけ強化療法（Motivational Enhancement Therapy：MET）を開発した。この治療法は，摂食障害という疾患の自己親和性を標的とし，変化の段階モデルに基づいている。変化の段階は，問題を抱えてから，それを解決するために何かを行うまでに個人が通過する一連の意図と行動を表している。**前熟考期**の患者は変化への意思を示さない。**熟考期**の患者では，問題を抱えていることを認識しており変化について考えだしているが，変化する決意はまだない（Rieger et al., 2000）。第3段階（**行動期**）にある患者は，問題の克服を積極的に行っている。**維持期**にある患者は，再発しないように努力する。METの目的は，認知や感情の戦略を用いて患者を初期の段階から行動期へ移行するよう導くことである。例えば患者が前熟考期にある場合，治療者は異常な食行動の肯定的，否定的な面を明らかにする。自由回答式質問法で患者の考えを引き出し，反省的に言い換えることで動機づけの重要な点を強化する（Miller & Rollnick, 2002）。構造的評価に続くセッションでは，多くの時間が評価についての意見を患者に説明することに費やされる。その後，治療は，変化の計画を開発し，確固たるものにすることに進む（Prochaska et al., 1992）。

　動機づけ強化療法は精神医学的，心理学的に多く使われている方法であり，変

化に強く抵抗することの多い AN 患者において適応性をもつ。1つの方法として，他の治療法を補助するのにおそらく有用だろうが，まだエビデンスにより支持されていない。筆者たちは関連する RCT を1つだけ探し出すことができた。4 セッションの動機づけ強化療法と CBT を比較したものだった（Treasure et al., 1999）。4 週間後に BN 患者の過食の頻度は両群において有意に減少したが，両群間で差は認められなかった（MET について，詳しくは 4.5 項参照）。

臨床スケッチ

治療に抵抗する患者を治療に導入

患者は両親に連れてこられたが，食べることを望んでいない。
患者　：あなたは私に食べさせることはできない。私はすでに十分に太ってる。
治療者：食べることの何があなたを苦しめているのかを考えてみましょう。そして，食べることの良い面があるかどうか考えましょう。
患者　：私は太りすぎているし，食べる必要がない。食べればもっと太るし，気分がもっと悪くなる。
治療者：では，食べた場合と食べない場合について，あなたの身体に何が起こるか話し合いましょう。
（治療者は，結局は必ず負けるので議論しないようにする。これは絶食の身体的，精神的な影響や，Keys の研究（4.1.1 項参照）のような研究結果を話し合うチャンスだし，患者に動機づけ面接法を導入したり，食べないことの費用便益分析を作成したりするチャンスでもある）
治療者：あなたは同意しないでしょうが，私はあなたのなかに今まさに優位を占めている「拒食症的」な部分と，そこから「自由になりたい」と思っている部分があると思っています。拒食症の部分はとても強く，その一因は，拒食や絶食の影響が人に——Keys の研究の参加者のような「正常」な若い男性にも——過食や食べすぎを引き起こすことです。そのせいであなたは，食べることや体重をコントロールできなくなることがよけいに怖くなるのです。絶食はまたあなたの身体の働きを遅くさせます。だから，「普通」と思える食事を食べていても，気分が悪くなるのです。あなたの胃が空になる速さは落ち，直ぐに満腹を感じてしまいます。私たちがする必要のあることは，あなたを拒食症でない部分とつなげようとすることです。あなたは，拒食症であることの長所は簡単に思いつくでしょう。では，拒食症でないことの長所は何でしょう？
患者　：ええ，たぶん……何だろう……，そうだ，友達と外出するのが平気になると思う，そして友達がピザなんか注文しても驚かないと思う。

4.2.7　結　論

　要約すれば，心理療法は摂食障害治療の支柱であり，多くの異なる方法が患者の治療に用いられてきた。各患者に最も合う治療法を採用することは，治療者の判断にかかっている。以下に，各治療法において生じ得るよくある誤りを挙げた。治療者はこのようなことを避けるために，これらの誤りについて知っておくべきである。

> **臨床スケッチ**
> **摂食障害治療においてよくある避けるべき誤り**
>
> 1. 低体重の患者に，ほんの少しだけ体重を増やせば良いかのように告げること――それは患者を治療につかせるには良い方法のように思われるだろうが，必ず逆効果となる。患者が「もう十分だと言ったじゃない，だからこれ以上増やさない」と言い出して，それ以上体重を増やすのを拒むからである。
> 2. 患者の体重を量らない，または体重を自己申告させること。これは体重を量るために下着姿にさせるという意味ではなく，ポケットが空であるか，体重をごまかすために大量の水を飲んでいないか，服を何枚も重ね着していないかを確かめるという意味である。
> 3. 一見適度な体重のようで，気分の悪さや排出行動を否定している患者に対して，綿密な身体所見をとらず適切な血液検査や他の検査を行わないこと。
> 4. 患者が変化せず治療を責める――患者は治療法が悪いとか，スタッフが邪魔していると訴えたりして，患者自身の行動に対する責任を逃れようとする。
> 5. 患者の代わりに母親やその他の家族員を扱うこと――家族員に治療法を選ばせること，例えば患者に治療的変化をさせるのではなく，嘔吐といった特定の行動に焦点を当ててくれと母親が要求してくるのを許すこと。
> 6. 患者が食生活の日誌や他の宿題をさぼるのを許すこと――もし治療者がこれらの作業に注意を払わなければ，患者はそれらに価値があると思わない。患者が宿題をしたくなければ，患者を他の治療的課題に従事させることもできない。
> 7. 患者が「健康的」食事と称して特定の食品を避けるのを許すこと。患者は自分が菜食主義者で，そのためすべての肉，たんぱく質，脂質を避けると主張するかもしれない。菜食主義（または他の食品回避）が摂食障害の前から存在するかどうかを判断することが重要である。そして健康的ということは必ずしも低カロリーを意味しないことを特に強調しながら，多様な食物を摂るよう主張することが重要である。
> 8. 患者が身体的に悪化して入院治療が必要となっても治療を続けること（そしてそれにより，身体的悪化にもかかわらず治療が進んでいると妄信する）。
> 9. 患者の「病識」や，治療者との同意を変化の証拠として受け入れること。患者は低体重であることに関しては治療者に同意し始めるかもしれないが，実際に体重を増やすことには抵抗を続けるかもしれない。患者はまた，食べ物や食べることは好きなのに食べると気持ち悪くなるのだと主張したり，自分が痩せていることを知っているから AN ではないと言ったりする。これらは，単に治療や変化することをを避けようとする企てにすぎない。

4.3　効果と予後

4.3.1　系統的レビューの方法

　摂食障害治療に対する心理療法の系統的レビュー（Hay, 2008）は，少なくとも1年間追跡したRCT（またはその他の興味深いRCTや，質の高いRCT）に対して行われた。それらは，DSM-Ⅳ（APA, 1994）診断基準かそれに相当する基準によりAN, BN, BED, EDNOSに対して現在広く使われている心理療法について評価した。

　このレビューに含められた精神療法は，一般的および／または現在使われていると考えられたものであり，それぞれが少なくとも1つ以上の縦断的なRCTのエビデンスを有していた。治療は次のものを含む：CBTと行動療法的要素を含んだ他の精神療法的アプローチ，IPT，家族療法，自助的な治療法，そしてこれ

レビューに選ばれた治療法はエビデンスに基づいたものである

らと抗うつ薬治療の併用である。現在一般的に摂食障害に使われていない治療法の治験は除外した。これらには，あまり世に知られていない治療法（認知方向づけ療法 cognitive orientation therapy など）や，効果がないとわかっている治療法（CBT の曝露反応妨害法）も含まれる。摂食障害だけでなく肥満の人々の体重減少にも取り組むことを目的とした行動療法の評価は，治療のねらいが特に摂食障害の症状を減ずるものでない限り除外した。

　縦断的（少なくとも 1 年間）RCT の転帰は，——報告されている場合には——身体面（体重／BMI），精神医学的転帰（例えば，過食行動の自制／摂食障害症状の頻度），そして生活の質および／または社会機能の領域について評価された。

　合計 79 の研究のなかから，25 の RCT が本研究の対象基準に合致した。除外された最も多い理由は，少なくとも 1 年間の追跡調査がなされていないことであった。対象に含めた研究のうち BN を対象とした試験は 8 つあり，その大部分が CBT-BN や，その他の CBT，そしてそれらの組み合わせであった。他の治療法と比較すると，CBT-BN はある治験において，治療終了時点では IPT に比べて優れていたが，追跡時にはそうではなかった。CBT は少なくとも抗うつ薬と同等の効果を示したが，薬物治療に割り付けられた参加者がより高い脱落率を示したことから，CBT は患者にとってより受け入れやすい治療法である可能性が高い（Bacaltchuk & Hay, 2005a, b も参照）。1 つの治験では指導による自助 CBT が支持されており，また別の研究では集団で行う CBT が有用である可能性も明らかにされている。CBT は行動療法単独より効果があるようである。レビューに用いられた研究の質はさまざまである。適切な割付方法の隠匿化が行われたものは 1 つのみで，5 つは転帰の評価を盲検化しており，4 つは包括解析を行ったものである。

　AN 患者の治験は 11 あり，そのうち 2 つは，いくらか体重が回復した後の退院後のものであった。認知方向づけ療法や通常のケア療法の結果は芳しくなかったが，ほとんどの試験で決定的な結果が出なかった。また治験は非常に小規模で，参加者が 50 人以上のものが 4 つのみであった。転帰評価の盲検化をしたものはたった 3 試験で，適切な割付方法の隠匿化を行ったものもたった 3 つであった。しかしほとんどが包括解析を用いていた。新しい非特異的臨床的治療法（4.2.2 項（p.73）参照）は，少し見込みがあったが，どの治験でも，大半の参加者の結果はよくなかった。

　BED や EDNOS，または混合診断群の治療については 6 つの治験がある。これらの治験の転帰は，一貫してはいないものの比較的良かった。CBT はこれらの障害に対して最も評価の良かった治療法である。しかし，他の療法，つまり IPT と比べてより効果があることを示すのは難しいようである。1 つの治験で，肥満の併存する例には運動が心理療法的方法を強化することがわかった。4 つの試験では包括解析が用いられ，1 つの試験では適切な割付方法の隠匿化が行われ，転帰評価の盲検化を行ったものはなかった。

　この系統的レビューの結果は，確認されている他の系統的レビューやガイドラインと合致している。成人の BN の治療における CBT-BN を支持する限られた数のエビデンスがあり，加えて大部分の研究において IPT は同等に有効だというエビデンスがある。さらに限られた数のエビデンスにより，児童思春期の AN の治

エビデンスは BN に対する CBT と IPT の使用を支持する

療における家族療法が支持されている。肥満を伴うBEDの成人ではCBTと体重管理療法——特に運動——の併用が，BN，BED，EDNOSの成人では自助療法（特に指導下の自助CBT）が，有望である。大部分の試験において，BN，BED，EDNOSでの治療効果は持続的であるか，徐々に増加しているように思われる。

注目すべきは，未解決の疑問が多くあるということと，概して縦断的治験数がとても少なく質にばらつきがあり，特にANではたいてい人数が少ないようだということである。治療を受けている群と治療を受けていない群あるいは待機リスト群と比較した研究も不十分である。すべての治療法には改善の余地があり，特に多くのAN患者は「最良」の治療法を受けても転帰はよろしくない。ANに対しては，個人心理療法と家族療法のいずれでも，どの治療法が最も効果的であるかがわからない。このことは，McIntoshら（2005）の試験の予期せぬ結果によりはっきり示されている。CBT-BNを——特にIPTで——強化する試みは，有望と思えるがまだ実証はされていない。

ANの有効な治療法のエビデンスはほとんどない

読者らは特にANという，摂食障害のなかで「最も古く」，最も大きな障害を引き起こす疾患の治療について，なぜこんなにもエビデンスが少ないのかと不思議に思うかもしれない。それにはいくつか理由が考えられる。その1つは，重篤でリスクの高い疾患に，効果が低いかもしれない治療法を無作為に割り付けるのを患者や治療関係者がためらうことである。

ANは児童思春期に多く，RCTは，二重の同意（dual consent）の問題がある状況ではあまり行われない場合が多い。さらにANは他の摂食障害よりも少ない。しかし，ANの治験の不足が問題であることに変わりはない。

指導的権威者（Fairburn, 2005）は，ANにおける今日までのRCTの悪い結果を考えると，さらなるRCTはそれを支持する予備的なデータなしには実施するべきでないと提言している。摂食障害治療の機序と変化の率を研究するために，治療の始めに加えて，治療中や追跡時の転帰の評価を試みるべきである。

4.3.2 転帰の予測因子

転帰について一貫性のある予測因子を，捉えにくいことがわかっている。英国国立臨床研究所（NICE, 2004）の系統的調査では，BN治療における不良転帰の一貫した治療前の予測因子は，たった4つしか発見されなかった。それは境界性パーソナリティ障害の特徴，物質誤用の併存，変化に対する低い動機づけ，肥満の既往である。さらに，治療の早い進展は1年後（Agras et al., 2000）および3年後（Carter et al., 2002）のよい結果を予測させた。また最近の研究により，高い「体重抑制（weight suppression）」，すなわち最大体重と現在の体重との差は，CBTで治療されているBN患者の高い脱落率や症状改善の悪さと関係していることがわかった（Butryn et al., 2006）。

低い自尊心と摂食障害のリスク増大の関連性が知られていることを考えると意外だが，評価された時，自己効力感が転帰に大きな影響を及ぼすことは実証されなかった（例えばAgras et al., 2000）。しかし自己効力感の改善は，多くの患者にとって回復の重要な目標である。

4.4 薬物療法との併用

精神療法と抗うつ薬併用のエビデンスは，主に BN に対する心理療法と抗うつ薬の研究に限られる。ある系統的レビュー（Bacaltchuk & Hay, 2005a, b）では，抗うつ薬の併用は治療効果を増すが，より多くの患者が治療を完了しなくなるという弊害が生じる，と結論づけた。抗うつ薬治療に併用する心理療法もまた治療効果を増した。Grilo ら（2005）によると，BED の治療において CBT は，CBT とフルオキセチン（1日量 60mg）の併用に比べてより効果的であり，フルオキセチン単独ではプラセボと効果に差を認めなかった。

しかし，CBT-BN と特定の抗うつ薬の併用について，いまだ決定的な結論は出ていない。RCT において，BN に対する CBT（CBT-BN）および三環系抗うつ薬もしくはフルオキセチンの組み合わせと，CBT-BN 単独あるいは抗うつ薬単独とが比較された。その結果，寛解率や症状に有意差を認めなかった（Hay & Bacaltchuk, 2006）。

薬物療法をしなければならない場合は，BN においてフルオキセチン高用量（1日量 60mg）が，最良のエビデンスにより支持される。フルオキセチンは BN の再発防止に関与する可能性がある。しかしこれは，1年間にわたる1つの研究のみに基づいた見解であり，その研究では最初の3カ月間に非常に高い脱落率がみられた（フルオキセチンで43％，プラセボで74％；Romano et al., 2002）。AN における再発防止の結果は混沌としている。

最後に，低用量のオランザピン（例えば1日量 2.5mg など）は，AN の焦燥的行動や反芻思考の改善に一定の役割を果たすかもしれない（Mondraty et al., 2005）が，さらなる研究が必要である。AN 患者は心電図変化（QT 間隔延長）を持っているかもしれず，それは三環系抗うつ薬やいくつかの抗精神病薬でも起こりうることをいつも念頭に置いておかなければならない。治療者は AN を治療する時に慎重にこれらの薬剤を使用すべきである。

> 薬物療法の追加は BN の治療効果を増すが，治療を終了する患者が減るという弊害が生じることが研究により示唆されている

> フルオキセチンは再発を防ぐ可能性がある

4.5 治療実施上の問題点

摂食障害，特に AN の患者を治療する場合に，治療初心者であれ経験者であれ，抵抗する患者か扱いにくい患者に早晩直面するという不変の事実から逃れることはできない。患者が生命的に危険な状態にあるという明白で客観的な事実があるにもかかわらず，たとえ死ぬことになろうとも自分には自分の運命を決める権利があると患者が主張している場合にはリスクは高まる。重篤な AN 患者に対する強制治療ほど，臨床的緊急性と法律とが激しく衝突する領域は，医学において他にない。臨床家にとっても社会にとっても，一般に是認された治療実践のなかに強制治療が含まれるべきかどうか，もしくは治療が法的問題であるべきかどうかを決めることは難しい（Carney et al., 2006）。けれども摂食障害の分野で働く多くの臨床家は，若い女性の死の主要な原因である疾患を強制治療することが，なぜ少しでも驚きを招いたりするのか，理解に苦しむだろう。しかし，われわれは日々変化する世界に住み，そこでは市民的自由の擁護者が，強制的な治療を許可

> 生命的危険に脅かされていながら，治療順守しない AN 患者を治療する

する法律と個人の自由に対する懸念とのバランスをとることが重要だと主張している。さらに複雑なのは，慣習法に加え精神保健と成年後見に関する法律など，法的典拠にもさまざまなものがあることである。連邦制をとっている合衆国などでは，州ごとに法律が異なる場合が多い。

> **80％ものANの患者は入院中に積極的に治療に取り組んでいなかった**

近年，Riegerら（2002）は，摂食障害専門病棟に入院していたAN患者のおよそ80％が，「神経性食思不振症の変化の段階質問票（Anorexia Nervosa Stages of Change Questionnaire, ANSOCQ）」によると積極的に治療に取り組んでいなかったと報告した。さらに厄介なことに，同意を得ている患者の大半（すなわち66％）が，平均約3カ月間の入院期間を終えた後でも，まだ積極的に治療に取り組む動機づけがなされていなかった。BN患者の治療にCBTが成功しているにもかかわらず，AN患者の多くで失敗しているように見受けられる一因は，患者の症状の自我親和的な（非常に尊重されている）性質にある。AN患者は，症状を解消するために認知に働きかけたり，行動療法的技能を身につけたりするのを目的とした治療に取り掛かるのに抵抗することが多い（Dean et al., 2006）。患者たちは体重と食物に対する完全なコントロールを放棄することは，自己同一性や自尊心を維持しているもろい自己統制にとって，受け入れがたい脅威になるとしばしば信じている（Goldner, 1989）。

では臨床家は，どうやって治療に抵抗するAN患者を治療に従事させるのか？

研究者らは，物質乱用など他の障害に注意を転じたところ，そこでも深刻な治療意欲の欠落があり，動機づけ面接（Motivational Interviewing：MI）といった治療法が有望であった（Cockell et al., 2002；Miller & Rollnick, 2002）。MIの基本的前提となるのは，動機づけは治療者により押しつけられるものではなく，むしろ患者個人のなかにあり，治療への共同的・共感的アプローチにより，それを用いるよう促すことができるということである。これが動機づけ強化療法（MET）の開発につながった。METでは臨床家は，患者が自身の「変化に焦点を当てた」目標を達成するのを支援するように求められる。

入院治療で実際にうまくいったMETの戦略を以下に記載する。

臨床のツボ 入院治療で用いられたMETの戦略

注意：これらの戦略のほとんどは，外来診療でも同等に効果的である。

- 正式な治療のなかでも，それ以外の場でも，患者が異常な行動を修正できる方法を説明している変化の超理論モデル（DiClemente & Prochaska, 1998）について患者を教育する。
- 摂食障害を続けることと，止めることの得失について表にする。ここでの主な目的は，障害を続けることの不利益（例えば大学に出席できない，友人づきあいができないなど）が，得られる利益を明らかに上回ることを患者に認めさせることである。
- 定着した摂食障害的行動と患者の人生における究極の目標が両立しないことへの自覚を育む（この有益な技法の詳細な説明はFeldら, 2001を参照）。患者らはまた摂食障害を「友人」として手紙を書き，その後，摂食障害を「敵」として再び手紙を書くように促される（Schmidt & Treasure, 1997）。この訓練は摂食障害を維持することの得失の自覚を高め，同時に摂食障害を客観化する（つまり障害と自分を切り離す）という二重の目的を持っている。

4. 治 療

> **臨床のツボ**（つづき）
>
> ● 利益よりもむしろ結果として生じそうな負担——つまり，摂食障害が患者の人生から何を奪ったか——の例を挙げるために，摂食障害の始まりと患者の人生における摂食障害の将来の役割について探る（この技法の説明は Farrell, 2001 を参照。1年後の自分の生活を想像するよう患者を導く可視化作業も含む）。
> ● 他の人と自分にとっての実際的な利益と得失を強調しながら，回復の利点と不利益を分析すること（さらなる詳細は，Schmidt & Treasure, 1993 を参照）。患者はまた，次のような問いについての見解を問われる。「もしあなたが死の床にあって自分の人生について考えたら，どの経験があなたにとって最も意味のあるものとして際立ちますか？ 摂食障害はそれらの経験に含まれますか？」この訓練は，患者に摂食障害の歪んだレンズを通してではなく，人生を全体として理解するように促すという明確な目的を持っている。
>
> （Dean et al. を改変，2006）

これらの技法は Miller & Rollnick（2002）により記述された MI の基本原則につけ加えられた。治療におけるこの共同的アプローチを特徴づける基礎的で最も重要な前提は，患者に動機づけを**教え込む**のでなくそれを**引き出し**たいという臨床家の願望である。これはつまるところ，以下のように成し遂げられる。

● 相手の言葉をそのまま繰り返す方法を上手に用いて共感と受容を伝えること。例えば，

　患者　：でも 50 キロになんてなれない——そんなの重すぎる！

　治療者：そうですね，今のあなたにはそう思えるのはわかります。それは拒食症が，自分自身や体重についての考え方に重大な影響を与えるからなのです。50 キロになることがあなたにとって本当に怖いこともわかります。どうでしょう，もう，これ以上体重の話はやめて，「健康的」であることについて話しませんか——こう言ったからには，「健康的」という私の言葉が太ることを意味すると，あなたは考えるでしょうけど。

● 患者の主張をより前向きな方向に見直すことで論争を避けること（すなわち「抵抗をかわす」）。忍耐は抵抗する患者に確かな効果を示す。

● 患者の自己効力感を確認する。例えば，

　患者　：私は母と父にとって，一度も「十分に良い」ということはありませんでした。私がクラスで一番だった時でさえ，両親は私の成績が平均してAマイナスだと指摘しました。

　治療者：うーん…。私にはとてもよい成績だと思います。AかAプラスでなくAマイナスだったことをより気にしていたのはあなたですか，それともあなたの両親ですか。先生は何と言っていましたか？

　患者　：ええ，私も気にしていたと思います。先生？ 先生たちはいつも良いことばかり言っています。だからいつ彼らを信じていいか全くわかりません。

　治療者：大事なことは，自分自身について何を信じるかです。良い面に目を向けましょう——話してくれませんか，たぶん今すぐは無理でしょうから次の1週間考えてきてください……，自分の大好きな部分は何ですか。

これらの技法や戦略を使えば，臨床家は関係を築きやすくなるし，抵抗する患者が難局を乗り越えるのを手助けしやすくなる。その目的は，患者が今後の治療にもっとうまく取り組めるようにすることである。ここで臨床家にとっての課題は「抵抗をかわし」て，対立的な膠着状態に巻き込まれるという，よくある落とし穴を避けることである。この落とし穴にはまれば，臨床家も患者も何も得られない。

> **臨床のツボ**　忍耐は反抗する患者に確かな効果を示す
>
> 「抵抗をかわす」ことと，患者の発言をより前向きな方向へ見直すことは，しばしば生じる治療中の行き詰まりを乗り越えるための究極の鍵である。よい赤ワインを貯蔵室で寝かせておくように，治療の手腕は，患者をせきたてたり指図したりしないこと——そうしたくなることは多々あるが——にはっきり表れる。治療者が最終的に，抵抗する患者の変わりたいという気持ちを動かすよう導き，回復に向かって進むことを可能にすれば，その恩恵はずっと大きくなる。

4.6　強制的な治療

　残念なことに臨床家が，最大の努力を尽くしても，生命的に危険な状態にある患者が依然として全く妥協しないままでいる場合もある。

　強制的な治療または後見人を考えるほかに道はないかもしれない。Griffithsら（1997）は，特に臨床経験の少ない医師のために，やや気の重いこの作業をより好ましいものにする，以下のような必要不可欠なガイドラインを作成した。

強制的な治療に着手する決断を下すのはどのような時か

- AN患者に強制的治療を始めることを決断するのは，患者にとっての危険性と，認められる有益性に適切な配慮を行った場合に限ること。
- 患者，患者の家族，そして治療チーム全体を含む，すべての利害関係者に相談すること。これらの関係者には支援を提供するべきだし，治療前，治療中，治療後に多様な意見に注意を払わなければならない。もしこれを行わなければ，これらの意見の相違は対立的な状況をもたらすことが多く，もろい治療協力関係が著しく損なわれかねない。ここでの黄金律は，綿密な相談である。
- 家族は知る権利を有していて，治療が患者の意思に反して行われた理由に関して十分に知らされなければならない。それには，病気の性質，介入しなかった場合の危険性，提案された治療法も含まれる。

　後見制度の法律があれば，親は自分が患者の後見人の役割を果たすことを選ぶかもしれない。しかし，これは患者が両親を操作した経歴がある場合は問題をはらんでいる（そして禁忌である）可能性がある。もしこのような場合は，市民後見人を選ぶほうがはるかに賢明である。

　強制的治療には複数の人たちが関わるため，治療チーム，後見人，家族との間で良好な疎通性を築き，いつでもコミュニケーションをとれるようにしておくことは絶対に必要不可欠である。これは，抑制手段（非経口栄養または経腸栄養など）が指示される場合には，さらに重要となる。危険な状況にある時に，他の選択肢がないという事実を話し合うことによって関係者全員の支持を得ることは，

たいていの場合非常に有益である。

　回復への長い道のりであり，強制的治療のエピソードは単にいくつかのエピソードのなかの1つにすぎないかもしれない。結局は，すべての関係者が上手く協力し合うことが，難局を打開するための必須の要素になる。したがって恐れ，不安，罪悪感に対処することは，治療実施前だけでなく全期間を通じてたいへん重要なことである。

> **臨床のツボ**　必要な状況時には断固としていること
>
> 怒りに満ち妥協しない患者が，もう一度チャンスをくれと請い求め，懇願し，泣きながら，自分は変わると強く請け合い，求められたことは何でもすると約束した時は，経験豊かな治療者の賢明な教えを思い出すとよい。病気を生き抜いて回復した患者のほとんどは，かつて臨床家が彼らの執拗な反発や懇願に屈しない強さを持ち，必要な状況下では断固としていたことに深く感謝している（「私はあなたに状況を仕切ってほしかったけど，そのようにあなたに頼むことができなかったのです。私はあなたがそうしてくれたことに感謝しています。あなたは私の命を救ってくれました。ありがとう！」）。ここでの座右の銘は，「一時の我慢が，長期的な利益につながる」である。

4.7　多文化の問題

　摂食障害への民族の影響に関する研究は，主に疫学研究に限られ，そこでは「西洋人」の集団が研究対象になることが多い。移住や文化変容のストレスは，女性の摂食障害のリスク増大に重要であるようである（詳しくはHoekら，2003を参照。本書3.4.3項（p.42）も参照）。摂食障害の危険因子，重篤性，現象は文化を超えた違いより類似性の方が多い。そして，治療の必要性もよく似ているが，呈する問題は民族間で異なるというエビデンスがある。例えば摂食障害の黒人女性は，白人女性に比べて体のサイズや体形へのこだわりが弱く（White et al., 2003），おそらく心理療法を求めたり，受けたりする可能性が低く（Striegel-Moore et al., 2005），BEDや非排出症候群，それと関連する体重障害（例えばStriegel-Moore et al., 2005），ANやBNの可能性が低い（Striegel-Moore et al., 2003）。アジア人の女性は症状を控えめに報告したり，肥満恐怖を明らかにしなかったりする場合が多いかもしれない（Lee & Lock, 2007）。

　摂食障害治療の原則は，異なる民族や文化背景をもつ患者でも同じである。すべての精神障害と同様に，治療のいくつかの側面はさまざまな文化的慣習や社会構造によって異なるかもしれず，治療もそれに応じて焦点を定めなおす必要があるかもしれない。例えば，祖父母が同居する傾向にある民族の患者であれば，祖父母が治療に参加する可能性もある。治療者は摂食障害のあらゆる可能性に心を開いておき，すべての民族の患者に治療を行う力を持っているべきである。

　ANの家族療法の改変例が，Maら（2002）によって提供されている。彼らは香港でモーズレイ方式による構造的家族療法を受けた家族における絶食の意味を研究した。ほとんどのテーマは，「西洋」の研究結果と一致していたが，その他に患者の母親が無力でどうすることもできないというテーマもみられた。彼らの主張によると，この無力さは，香港社会の近代化に対処しながら，夫に従属的であ

> 摂食障害の現れ方は民族間で異なるかもしれないが，治療は似ている

ることが求められている香港女性の葛藤を反映しているという。著者らは，このような文化特異的なテーマを組み入れるために，どのようにしてモーズレイ方式を補ったかを記述した。

5 症例スケッチ

症例スケッチ 1：トレーシー（神経性食思不振症）

　トレーシーは，心痛めた両親によって無理やりホームドクターのところに連れて行かれる事態となった。ことの始まりは，母親が不意に彼女の寝室に入ってからである。その時トレーシーはシャワーを浴び，まさに服を着ようとしているところであった。母親は，この時初めてトレーシーが極度の栄養不良であることに気づいた。この危機的な局面を迎えて，これまでのすべての出来事の辻褄が合ったのである。

　トレーシーの母は，まるで強制収容所に入れられていたかのように痩せ細り，骨が突出し，骸骨のような衝撃的な姿に驚愕した。トレーシーは，母が勝手に部屋に入ってきたことを非難し，自分の体重減少はそれほどひどくないと強く主張した。トレーシーは自分で買った雑誌を母に見せ，自分はモデルの女性たちと同じ程度であると主張した。母親は，彼女に数カ月も月経がないことを知り，すぐに病院に連れて行くと強く主張した。しかしトレーシーはそれを拒否した。そこで母親が父親に連絡すると，父親は病院に受診するように娘を説得するために仕事から飛んで帰ってきた。

患者の病気の否認

　トレーシーはその説得にも頑なに反抗し続け，両親ともに大げさであると言って譲らなかった。両親は事態を放っておくことができず，お互いの主張が繰り返されるのみであった。その後，弟と妹が加わり，トレーシーが拒食症のようであると主張した。家族全員が悩み，心配しているにもかかわらず，トレーシーは，一歩も譲らず部屋に閉じこもり鍵をかけてしまった。その後も話し合いは続き，結局，病院に連れて行かないと両親に約束させ，彼女は家族と夕食をともにすることになった。母親は，せめて食事を摂る機会だけは与えてあげないといけないと考えた。一方父親は，娘の要求に対して言われるままになっていると感じていた。これらのことから両親の間でさらに口論が起き，父親は妻が娘と共謀していると非難した。このようなケースではよくあることだが，両親は意思決定において亀裂を生じるようになった。そして彼女は，自分に都合よく妥協するように両親を操作した。

患者の治療拒否

　両親は冷静になるにつれて，過去6カ月間にあったトレーシーの常軌を逸した行動の意味を理解し始めた。両親は彼女の異様な行動を理解するように努め，結局，思春期のせいだとして受容した。しかし，それは彼女が厳格な体重減少行動を内々で続けるために作り出した煙幕にごまかされていただけだった。母親が弟と妹を同じ学校に連れて行っているにもかかわらず，彼女は友人と一緒にバスで通わせてくれと両親を説得していた。それで，トレーシーは学校や家から数駅手前で降り，その間，歩くことができた。またトレーシーは，いつも友人の家で勉強していたようであり，夕食はそこで食べていると親に伝えていた。実際には，

患者は，両親が痩せに気がつくまで上手く隠す

トレーシーは友人の両親に，家に帰ってから電子レンジで温めて食べるように母親が夕食を準備していると伝えていた。また，トレーシーは，どんどん友達づき合いをしなくなっていき，外出できない理由としてありとあらゆる口実を使った。そうすることで，食べなければならない状況を意図的に避けることができた。両親はそのうちに，陽気で外向的で友達の多かった思春期の娘が，世間に背を向けるように変わり果てたことを悟った。

患者は温かくしておくために重ね着をする

　両親は，彼女が最新のファッションだからと言ってだぶだぶの服しか着ない理由を理解した。そうすることで，彼女の痩せを家族から隠すことができた。また，彼女は常に寒く，温かくするために重ね着が「必要」であった。

患者は完全主義的である

　トレーシーはクラスで最も優秀な生徒であると常に見られていた。彼女は美しく，成績も優秀であった。また，優れたチェロ奏者でもあり，交響楽団のなかでは，ゲスト出演してチェロを弾いたことのある最少年のメンバーだった。トレーシーは価値あることは，上手にやり遂げるべきと考え，上手どころか完璧にこなしていた。両親や同級生から見ると，トレーシーは何でも持っていた。彼女にかなう者はいなかった。彼女には愛情あふれた思いやりのある家族がいた。父は仕事で素晴らしい成功をおさめ，かなりの富を蓄えていた。母親は，町で初めての女性法廷弁護士として働いていた。高級住宅街にある美しい家に住み，定期的に海外での休暇を楽しんでいた。トレーシーはいつも最新のファッションデザイナーの服を着ていて，また iPod，最新の携帯，最高級のノートパソコンなど，必要なものは何でも持っていた。これだけ恵まれた人間がなぜこのような状況に陥ってしまったのだろうか？

　実はトレーシーが体重を減らし始めたのは，彼女が特に夢中になっていた少年が，彼女ではなく彼女の友人の一人を誘った後であった。トレーシーはこの出来事を全く理解できなかったが，彼の友人の一人から，彼はその彼女のかわいいお尻が気に入ったのだと聞かされ，体重を減らす必要があると決心した。トレーシーは外見で断られないよう，他の誰よりも細くなることを決意した。これが，意図的な飢餓状態への旅の始まりであった。

患者が調理や食物をコントロールしだす

　トレーシーは約束を守り，家族と夕食をともにした。両親は安堵のため息をついたが，それは束の間のことであった。トレーシーは，早速，母が意図的にすべての料理にオイルを入れたと文句を言い，それらを食べることを拒否した。その後，オイルを使っていないとわかるような料理を母親に作らせた。しかし，その料理を食べる時になると，トレーシーは母親が皿いっぱいに盛りすぎて全部食べることはできないと主張した。そして，トレーシーは料理をいじくり始め，キッシュ（パイの一種）を小さく刻み，皿の周囲に押しやった。

患者は食物を小さく切り刻み，皿の上で転がすという儀式的な方法で食事をするが，あまり食べない

　ついに，父親は我慢できなくなり，彼女の腕をとり，料理を口に押し込もうとした。トレーシーは飛び上がるように席を立ち，家を飛び出していった。母親はあなたのせいでトレーシーに食事をさせられなかったと父を責めた。死んでやると叫んで出て行ったトレーシーを父が追うのを見て，弟と妹は泣き出した。結局，トレーシーは説得され，病院に受診するという条件で家に帰った。しかしながら，トレーシーは，仮に医者が彼女の言うように，「両親が大げさに騒ぎすぎているだけである」と判断した場合には，自分を放っておくよう，両親に約束させた。両親はまたもやトレーシーに操作されていると気づいてはいたが，何としてでも

彼女を病院に連れて行こうと考えていた。

　ホームドクターがトレーシーをANと診断するのに，それほど時間はかからなかった。彼女の言動は，この疾患によく見られる典型的なものであり，彼女の偽りも見え透いていた。きっかけもよくあることであった。ホームドクターは大学病院の摂食障害専門機関に入院して精査を受けるべきだと主張した。トレーシーは，もしそれに従うぐらいなら，逃げ出して自殺すると強く言い張った。両親はこの言葉におびえ，他にトレーシーが助かる方法はないのかとホームドクターに嘆願した。トレーシーは，医者や栄養師が指示するものであれば，どんなものでも食べると約束した。彼女は，今回のことで教訓を得，自分には体重を増やす必要があることがわかり，今後は言われたことをきっちり守ると断言した。両親は，かなり不安ではあったがホームドクターの助言に反して彼女を家に連れて帰った。そして母親は彼女の食事を管理するために1カ月間，仕事を休むことを決めた。しかし翌日の昼食時にトレーシーは食事を摂ることができないと認め，しぶしぶ摂食障害専門機関での評価を受けることに応じた。

患者が治療を避けるため，自分を傷つけるという脅しを使う

患者が自分一人では変化を起こせないことを思い知らされ，ついに治療を受けることに同意する

症例スケッチ 2：ベリンダ（神経性過食症）

　ベリンダは，23歳の受付嬢で現在婚約中であり6カ月後に結婚する。彼女の婚約者は若いやり手の弁護士である。知り合ってから3年が経つ。

　ベリンダは3人兄弟の末っ子である。兄が二人いるが，二人とも「体格が大きい」と言われてきた。父は肥満しており，母は彼女が物心ついたときから，ずっとダイエットを続けている。しかしそれにもかかわらず，ベリンダは自分の体重に満足せず，もっと細くなりたいと常に望んでいた。

　ベリンダは子ども時代ずんぐりした体形であり，母親は彼女からお菓子やケーキを遠ざけていた。彼女が思春期になると，母親はベリンダの体重についてさらにうるさく言うようになり，体重を減らさないとボーイフレンドが一人もできないと言った。ついには民間の減量プログラムに参加するように説得し，その結果，ベリンダは12kgの減量に成功して周囲を喜ばせた。しかし，そのプログラムをやめるとすぐに，体重は元に戻ってしまった。彼女は活動レベルを著しく上げ，1週間に6日はジムに通い，毎回1時間の激しいエアロビクスを行った。また，できる限り歩くようにしだした。

　彼女は17歳の時，最初の交際相手と別れた。そして厳しいダイエットを行うことを決意した。3カ月間で12kgの減量に成功し，BMIは23になった。彼女の自尊心は劇的に高まった。彼女はさらに減量することを決めた。夕食は少量のサラダ一皿だけに制限し，満腹を感じるために日中はできる限りたくさんの水を飲むようにした。

　これらは，高校の最後の年に終わりを迎えることとなった。ベリンダは大学に入学するに足りる成績をとりたいと思っていた。しかし教師からは長年にわたる学習障害によりこれは無理そうだと言われていた。

　悪い点数のテストの結果が返ってきたとき，ベリンダは落ち込み，自宅で泣いた。その時，母親が兄の誕生日祝いのケーキを買ってきているのに気づいた。

患者の家族に過体重の既往がある

患者が正式なダイエットを始め，いくらか減量するが，また元に戻る

患者が標準体重の範囲内であるにもかかわらず，食事量を大幅に制限する

患者は過食した自分に腹を立て，食物を除去するために吐く（最初は意図的である場合もあるし，そうでない場合もある）	彼女はちょっと味見してみようという気持ちに抗しきれなかった。しかし，一度口にすると，もう少し食べずにはいられない気分に駆られた。そして1時間後にはケーキ全部を食べきってしまった。ベリンダは具合が悪くなり，お腹が膨れたように感じ，自分の行動に嫌悪を感じた。彼女はトイレに行き，そこで食べたケーキが口までせり上がってくる感覚を覚えた。 実際に吐いてしまえば楽になるとの考えが浮かび，彼女は吐いた。しかし，食べたケーキを全部「吐き出した」とは確信できず，これでは体重が増えてしまうとの恐怖が襲ってきた。そこで薬局に走り，吐根（催吐剤）と下剤を買った。彼女は体に深刻なダメージを与える危険性を知らずに，二度目の嘔吐を誘発するために吐根を使用した。また，胃腸のなかにケーキを一切残さないために，買ってきた下剤をすべて飲んだ。さらに，新しいケーキを買い直し，母には誤ってケーキを床に落としてしまったのだと告げた。ベリンダは母親に嘘をついた罪の意識を感じた。
患者は下剤や利尿剤の使用により排出行動をエスカレートさせる	ベリンダは厳格な食事制限を維持することが，次第に困難になっていることに気づいた。少しでも食事制限が守れない時は（これは次第に日常的なものとなっていった），必ず嘔吐するようになった。一度嘔吐すると決めたら，好物を食べるのは今回が最後だと考え，そのチャンスをぜひとも利用しなければならないと感じた。そして，まるで最後の食事のようにお腹いっぱいに詰め込んだ。彼女の過食は，いつも家族が外出している時に秘密裏に行われた。兄のケーキの恥ずかしい一件があったため，ベリンダはわざと何カ所かのスーパーマーケットに行き（一カ所で大量の食物を購入するのが恥ずかしいため），後で過食するための食物を購入するようになった。自宅の食料庫から食料がなくなっていることを母に気づかれたくなかった。それで食料を買い続けていたために，周囲の人に借金をするまでになっていた。
過食と嘔吐は秘密裏に行われる	高校卒業後，秘書養成学校に入学して1年目に，ベリンダは吐血した。彼女は怖くなり，すぐに一般開業医を受診した。血液検査と心電図を受けたが異常なく，臨床心理士に紹介され，60mg／日のプロザック（fluoxetine）を処方された。臨床心理士は，彼女の摂食障害の原因は体重と体形に対する母親の強迫にあると考えた。そして彼女と母親との関係をより深く明らかにすることを望んだ。ベリンダはこの臨床心理士が気に入り，6回のセッションに参加した。しかし，過食と嘔吐は変わりなく続いたため，セッションに参加しなくなった。ダイエットを続けようと試みたが，そうすればするほど，過食がひどくなっていくようであった。
患者は治療を試みるが，過食の問題への取り組みがなければ，治療をやめてしまう	ベリンダは次第に塞ぎこみ，涙を流す日も多くなった。そしてある日曜日の夕方，一日中過食と嘔吐を繰り返した後に，ボーイフレンドに対して，「あなたは私よりも，職場の新しい魅力的な同僚の方に興味があるんでしょう。あの人の方が私より細いもの」と突っかかった。ボーイフレンドはそれを否定したが，ベリンダは，あなたは私を見捨てるだろうと言い張った。彼女はこの問題をそのままにしておけず，激しく口論し，ついに彼は家を出て行った。ベリンダの苦しみは次第に強くなり，両親は慰めることもできなかった。その晩は眠りにつくことができず，朝の6時に彼の携帯電話に，メールを送った。しかし5分経っても返信が来なかったので，苦しみから逃れるために眠りたいと思い，SSRIを大量服薬した。母親が正午に起こそうとしたが娘が目を開けなかったので，救急車を呼んだ。
患者は自殺企図や自傷行為を行なう（衝動コントロール問題）	

症例スケッチ 3：マーク（BED）

　マークは37歳，独身の白人男性である。彼は大企業の会計士をしている。彼は子どもの頃から友人より体格がよく，よく食べるほうであった。彼の母親は「マークは育ち盛りで，食物が必要」と言って，せっせと食べさせた。小学生の頃はいろいろなスポーツを楽しんでいた。しかし高校に入ると，体重が増えたため，どのスポーツをするのにも気後れがして，空いた時間のほぼすべてをコンピュータのビデオゲームに費やしていた。

　高校生時代を通じて彼の体重は増え続け，女性とデートすることはほとんどなかった。彼は女性には興味があった。しかし内気な性格で，また自分の太った体形を非常に気にしていたため，女性をデートに誘えなかった。大学でも孤立しており，恥ずかしいと感じる環境を避けていたのを覚えている。代わりに，一人で食事をして自分をなだめた。

　大学を卒業して働き始めた際に，保険に加入するために医学的な検査を受けるように，会社から要求された。彼は肥満とまではいかなかったが，医師から25～30ポンド（約11～14kg）痩せた方がいいと思われるほどの体重はあった。

　マークはダイエットを始め，最初のうちは順調であった。6カ月も経たないうちに体重を80ポンド（約36kg）減らした。しかし，程なく自分が好きな食べ物を渇望していることに気づいた。ダイエットをさぼるようになり，その行為に対して罪悪感を覚えるようになった。そして，今日は食べるのを満喫し，明日からまたダイエットを始めようと考えるようになった。すぐにその行為は，自制できない過食にまでエスカレートし，身体的に気持ちが悪くなり疲れ果てるまで食べた。

　これは習慣となった。マークはダイエットを試みるが，何かあるとダイエットを中断して，その日は過食をした。いつも，明日からダイエットを始めることを誓った。彼は運動は非常に面倒だと感じており，また食べすぎを代償するような他の試みもしなかった。そして彼の体重は徐々に増加した。ダイエットのプログラムやダイエット本なども試したが，どれひとつとして彼の手助けになるようなものはなかった。

　体重が増えるにつれて，マークは不快な気分になっていった。唯一交流があるのは，彼と同様に太った兄弟と，職場の太った友人だけであった。

　社会から孤立し，不快な気分が続き，さらに体重が増えていくといった状況となって，マークは是が非でも体重を減らさなければならないと決心した。栄養師に相談し，運動を取り入れた厳しいダイエットを指示されたが，わずか2～3週間しか続けられなかった。食事計画と運動を続けられなかったことに対して罪悪感を覚え，栄養師との予約をキャンセルした。最終的には困り果ててしまい，彼の問題を扱う機関を紹介してもらうために，医師に相談した。

患者は過体重や肥満の既往を有する

患者は孤立していることが多く，気分を紛らわすために食べ物を用いる

BED患者は，過食の代償としてダイエットをすることがあるが，しばしばその後に過食を生じる

患者は，助けにならないような治療を途中でやめてしまう

6 参考図書

Birmingham, C. L. & Beumont, P. (2004). *Medical management of eating disorders*. Cambridge, UK：Cambridge University Press.

摂食障害患者の医学的管理を説明している優れた本である。実践的な面に焦点を当て，身体的問題とその治療に習熟する必要のある実践家にとって必須である。読みやすく，医学的訓練を受けていない人々に対しても非常に価値がある。

Bruch, H. (1978). *The golden cage. The enigma of anorexia nervosa*. Cambridge, MA：Harvard University Press. 邦訳：岡部祥平，溝口純二訳『思春期やせ症の謎―ゴールデンケージ―』（星和書店，1979）

ヒルデ・ブルックは，患者の視点から AN を描写し，疾患の根底にある問題を理解しようとした最初の人である。この本が執筆された時代において，西洋社会の女性は，彼女らを束縛している社会的鳥篭から解放されつつあった。人によってはこの自由があまりにも脅威的だったため，自分自身の鳥篭を作った。この本は，患者，両親，医師，そして病気の初期において AN 患者と接する可能性のある人に非常に良い本である。

Fairburn, C. (1995). *Overcoming binge eating*. New York：Guilford.

これは，非常に実践面を強調した自助本である。オックスフォード・グループにより実施された研究結果に基づいている。患者が学ぶべき実際的な手技を提供し，多くの臨床家が治療の補助として用いている。

Garner, D. M. & Garfinkel, P. E. (Eds.) (1997). *Handbook of psychotherapy of eating disorders* (2nd edition). New York：Guilford. 邦訳：小牧元監訳『摂食障害治療ハンドブック』（金剛出版，2004）

少し古いが，摂食障害の治療の最も包括的な教科書である。特に，摂食障害の教育をあまり受けていない臨床家にとり有益である。摂食障害に用いられている治療法のほぼすべてを含み，実際的な問題を扱っている。

Grilo, C. M. (2006). *Eating and weight disorders*. Hove, UK：Psychology Press.

近年発刊されたこの本は，AN，BN，非定型摂食障害，BED や肥満など主な摂食障害すべてについての包括的な総説を提供している。頼りになる優れた本で最新の知見と技法についての専門家の説明を含んでいる。この分野の専門家でない人にとっての理想的な教科書である。

Lock. J. & le Grange, D. (2005). *Help your teenager beat an eating disorder*. New York：Guilford.

この分野における2人の専門家により書かれたこの本は，10代の摂食障害患者の治療について，実践的な良い助言を与えている。この本には思春期の患者に最良の治療についての価値ある助言が書かれている。

National Institute for Health and Clinical Excellence (2004). *Eating disorders – Core interventions in the treatment management of anorexia nervosa, bulimia nervosa, and related eating disorders*. London：Author. Available at http://guidance.nice.org.uk/CG9.

このNICE治療ガイドラインは，コンセンサスに基づく摂食障害治療についての百科事典である。臨床家はエビデンスに基づく治療のうちどれが推奨されるのか，それがどこに記されているかについて，すぐに確かめられる。

Schmidt, U. & Treasure, J. (1993). *Getting better bit(e) by bit(e)* Hove. UK：Psychology Press.
邦訳：友竹正人，中里道子，吉岡美佐緒訳『過食症サバイバルキット』（金剛出版，2007）

BN患者が直面する特殊な問題をありありと描いている優れた教科書。読みやすく，実話を用いて説明し，臨床的実践に基づいている。この自助本は，多くの実践的戦略を提示し，それは実践を積んでいない治療者にとって非常に有益である。

Waller, G., Cordery, H., Corstorphine, E., Hinrichsen, H., Lawson, R., Mountford, V., Russell. K. (2007). *Cognitive Behavioral Therapy for Eating Disorders. A Comprehensive Treatment Guide*. Cambridge, UK：Cambridge University Press.

最近発刊されたこの本は，摂食障害患者に実施する革新的認知行動療法の戦略を学ぶための優れた一冊である。一般治療家にも摂食障害の専門家にも向いている。

7 文献

Abed, R.T. (1998). The sexual competition hypothesis for eating disorders. *British Journal of Medical Psychology, 71,* 525-547.

Adkins, E.D., & Peel, P.K. (2005). Does excessive or compulsive best describe exercise as a symptom of bulimia nervosa? *International Journal of Eating Disorders, 38,* 24-29.

Agras, W.S, Crow, S., Halmi, K., Mitchell, J.E., Wilson, G.T., & Kraemer, H.C. (2000). Outcome predictors for the cognitive-behavior treatment of bulimia nervosa: Data from a multisite study. *American Journal Psychiatry, 157,* 1302-1308.

Agras, W.S., Schneider, J.A., Arnow, B., Raeburn, S.D., & Telch, C.F. (1989). Cognitive-behavioral and response-prevention treatments for bulimia nervosa. *Journal of Consulting and Clinical Psychology, 57,* 215-221.

American Psychiatric Association (1987). *Diagnostic and statistical manual of mental disorders* (3rd ed., rev.). Washington, DC: American Psychiatric Association.

American Psychiatric Association (1994). *Diagnostic and statistical manual of mental disorders* (4th ed.). Washington, DC: American Psychiatric Association.

American Psychiatric Association (2000a). *Diagnostic and statistical manual of mental disorders* (4th ed., text revision) Washington, DC: American Psychiatric Association.

American Psychiatric Association (2000b). Practice guidelines for the treatment of patients with eating disorders (revision). *American Journal Psychiatry, 157 Supplement,* 1-39.

Bacaltchuk, J., & Hay, P. (2005a). Antidepressants versus placebo for people with bulimia nervosa. *Cochrane Database of Systematic Reviews, 4,* Art. No.: CD003391.

Bacaltchuk, J., & Hay P. (2005b). Antidepressants versus psychological treatments and their combination for people with bulimia nervosa. *Cochrane Database of Systematic Reviews, 4,* Art. No.: CD003385.

Bachar, E., Yael, L., Shulamit, K., & Berry, E.M. (1999). Empirical comparison of two psychological therapies: Self Psychology and Cognitive Orientation in the Treatment of Anorexia and Bulimia. *Journal of Psychotherapy Practice and Research, 2,* 115-128.

Banasiak, S.J., Paxton, S.J., & Hay, P.J. (2007). Guide of self-help for bulimia nervosa in primary care: A randomized control trial. *Psychological Medicine, 3S,* 1283-1294.

Beck, A.T. (1976). *Cognitive therapy and the emotional disorders.* New York. International Universities Press.

Beck, A.T., Rush, A.J., Shaw, B.F., & Emery, G. (1979). Cognitive therapy of depression. New York: Guilford Press.

Bemis, K. (1987). The present status of operant conditioning for the treatment of anorexia nervosa. *Behavior Modification, 11,* 432-463.

Bemporad, J.R. (1997). Cultural and historical aspects of eating disorders. *Theoretical Medicine, 18,* 401-420.

Beumont, P.J.V. (2002). Clinical presentation of anorexia nervosa and bulimia nervosa. In C.G. Fairburn & K.D. Brownell (Eds.), *Eating disorders and obesity: A comprehensive handbook* (pp. 162-170). New York: The Guilford Press.

Beumont, P.J.V., Arthur, B., Russell, J.D., & Touyz, S. (1994). Excessive physical activity in dieting disorder patients: Proposals for a supervised exercise program. *International Journal of Eating Disorders, 15*, 21-36.

Beumont, P.J.V., Beumont, C.C., Touyz, S.W., & Williams, H. (1997). Nutritional counseling and supervised exercise. In D.M. Garner & P.E. Garfinkel (Eds), *Handbook of treatment for eating disorders* (2nd ed., pp. 178-187). New York: The Guilford Press.

Beumont, P., Hay, P., Beumont, D., Birmingham, L., Derham, H., & Jordan, A., et al. (2004). Australian and New Zealand clinical practice guidelines for the treatment of anorexia nervosa. *Australian and New Zealand Journal of Psychiatry, 38*, 659-670.

Beumont, P.J.V., & Touyz, S.W. (2003). What kind of illness is anorexia nervosa? *European Child and Adolescent Psychiatry, 12, Supplement 1*, 20-24.

Birmingham, L., & Beumont, P. (2004). *Medical management of eating disorders.* Cambridge University Press, Cambridge.

Booth, D.A. (1988). Culturally corralled into food abuse: The eating disorders as physiologically reinforced excessive appetites. In K.M. Pirke, W. Vandereycken, & D. Ploog (Eds.), *The psychobiology of bulimia nervosa* (pp. 18-32). Berlin: Springer-Verlag.

Braun, D.L., Sunday, S.R., Huang, A., & Halmi, K.A. (1999). More males seek treatment for eating disorders. *International Journal of Eating Disorders, 25*, 415-424.

Bruch, H. (1973). *Eating disorders.* New York: Basic Books, Inc.

Bruch, H. (1975). Obesity and anorexia nervosa: Psychosocial aspects. *Australia and New Zealand Journal of Psychiatry, 9*, 159-161.

Bruch, H. (1978). *The golden cage: The enigma of anorexia nervosa.* Cambridge, MA: Harvard University Press.

Bryant-Waugh, R., Cooper, R., Taylor, C., & Lask, B.D. (1996). The use of the Eating Disorder Examination with children: A pilot study. *International Journal of Eating Disorders, 19*, 391-397.

Bulik, C.M., Sullivan, P.F., Carter, F.A., & Joyce, P.R. (1997). Initial manifestations of disordered eating behavior: Dieting versus bingeing. *International Journal of Eating Disorders, 22*, 195-201.

Butryn, M.L., Lowe, M.R., Safer, D.L., & Agras, W.S. (2006). Weight suppression is a robust predictor of outcome in the cognitive-behavioral treatment of bulimia nervosa. *Journal of Abnormal Psychology, 115*, 62-67.

Byrne, S.M., & McLean, N.J. (2002). The cognitive-behavioral model of bulimia nervosa: A direct evaluation. *International Journal of Eating Disorders, 31*, 17-31.

Carlat, D.J., & Carmago, C.A. (1991). Review of bulimia nervosa in males. *American Journal of Psychiatry, 148*, 831-843.

Carney, T., Tait, D., Touyz, S., Ingvarson, M., Saunders, D., & Wakefield, A. (2006). *Managing anorexia nervosa: Clinical, legal, and social perspectives on involuntary treatment.* New York: Nova.

Carter, F.A., Bulik, C.M., McIntosh, V.V., & Joyce, P. (2002). Cue reactivity as a predictor of outcome with bulimia nervosa. *International Journal of Eating Disorders, 31*, 240-250.

Cash, T.F. (1991). *Body image therapy: A program for self-directed change* (Audiocasette series including client workbook). New York: Guilford.

Cash, T.F. (1995). *What do you see when you look in the mirror? Helping yourself to a positive body image*. New York: Bantam Books.

Chen, E., Touyz, S.W., Beumont, P.J.V., Fairburn, C.G., Griffiths, R., Butow, P., et al. (2002). A comparison of group and individual cognitive-behavioral therapy for patients with bulimia nervosa. *International Journal of Eating Disorders, 33*, 241-254.

Cockell, J., Geller, J., & Linden, W. (2002). The development of a decisional balance scale for anorexia nervosa. *European Eating Disorders Review, 10*, 359-375.

Coelho, J., Thornton, C., Touyz, S., Lacey, J.H., & Corfe, S. (2007). Eating disorders and drug and alcohol problems. In A. Baker, & R. Velleman (Eds.), *Clinical handbook or co-existing mental health and drug and alcohol problems* (pp. 290-308). London: Brunner-Routledge.

Collier, D.A., & Treasure, J.L. (2004). The aetiology of eating disorders. *British Journal of Psychiatry, 185*, 363-365.

Cooper, M.J. (2005). Cognitive theory in anorexia nervosa and bulimia nervosa: Progress, development, and future directions. *Clinical Psychology Review, 25*, 511-531.

Cooper, P. (1995). *Bulimia nervosa and binge eating: A guide to recovery*. London: Robinson Press.

Cooper, P.J., Taylor, M.J., Cooper, Z., & Fairburn, C.G. (1987). The development and validation of the body shape questionnaire. *International Journal of Eating Disorders, 6*, 485-494.

Cooper, Z., & Fairburn, C.G. (2003). Refining the definition of BED and non-purging bulimia nervosa. *International Journal of Eating Disorders, 34*, S89-S95.

Crandall, C. (1988). Social contagion of binge eating. *Journal of Personality and Social Psychology, 55*, 588-598.

Dare, C., & Crowther, J.C. (1995). Living dangerously: Psychoanalytic psychotherapy of anorexia nervosa. In G. Szmulker, C. Dare, & J. Treasure, (Eds.). *Handbook of Eating Disorders: Theory, treatment, and research* (pp.125-139). Chichester, UK: John Wiley & Sons.

Davis, C., & Claridge, G. (1998). The eating disorders as addiction: A psychobiological perspective. *Addictive Behaviors, 23*, 463-475.

Davis, C., Katzman, D.K., & Kirsh, C. (1999). Compulsive physical activity in adolescents with anorexia nervosa—A psychobehavioral spiral of pathology. *Journal of Nervous and Mental Disease, 187*, 336-342.

Davis, C., & Woodside, D.B. (2002). Sensitivity to the rewarding effects of food and exercise in the eating disorders. *Comprehensive Psychiatry, 43*, 189-194.

Dean, H.Y., Touyz, S.W., Rieger, E., & Thornton, C.E. (2006). Can motivational enhancement therapy improve a cognitive behaviorally based inpatient program for eating disorders? In D. Einstein (Ed.), *Innovations and Advances in Cognitive Behavior Therapy*. Sydney: Australian Academic Press.

Delinsky, S.S., & .Wilson, G.T. (2006). Mirror exposure for the treatment of body image disturbance. *International Journal of Eating Disorders, 39*, 108-116.

DiClemente, C.C., & Prochaska, J.O. (1998). Toward a comprehensive, transtheoretical model of change. In W.R. Miller & N. Heather (Eds). *Treating addictive behaviors* (2nd ed.). New York: Plenum Press.

Dolan, B., & Gitzinger, I. (1994). Why women? *Gender issues and eating disorders*. London: The Athlone Press.

Fairburn, C.G. (1995). *Overcoming binge eating*. New York: Guilford Press.

Fairburn, C.G. (2002). Cognitive-behavioral therapy for bulimia nervosa. In C.G. Fairburn & K.D. Brownell (Eds.), *Eating disorders and obesity: A comprehensive handbook* (2nd edition, pp. 302-307). New York: Guilford.

Fairburn, C.G. (2005) Evidenced based treatment of anorexia nervosa. *International Journal of Eating Disorders, 37*, S26-S30.

Fairburn, C.G. (in press). Transdiagnostic cognitive behavior therapy for eating disorders. New York: Guilford Press.

Fairburn C.G., & Bohn, K. (2005). Eating Disorder NOS (EDNOS): An example of the troublesome 'Not Otherwise Specified' (NOS) category in DSM-IV. *Behaviour Research and Therapy, 43*, 691-701.

Fairburn, C.G., & Cooper, Z. (1993). The eating disorder examination (12th edition). In C.G. Fairburn & G.T. Wilson (Eds.), *Binge eating: Nature, assessment, and treatment* (pp.317-360). New York: Guilford Press.

Fairburn, C.G., Cooper, Z., Doll, H.A., Norman, P., & O'Connor, M. (2000). The natural course of bulimia nervosa and BED in young women. *Archives of General Psychiatry, 57*, 659-665.

Fairburn, C.G., Cooper, Z., & Shafran, R. (2003). Cognitive behavior therapy for eating disorders: A "transdiagnostic" theory and treatment. *Behaviour Research and Therapy, 41*, 509-529.

Fairburn, C.G., & Harrison, P.J. (2003). Eating disorders. *The Lancet,. 361*, 407-416.

Fairburn, C.G., Jones, R., Peveler, R., Carr, S.J., Solomon, R.A., O'Connor, M.E., Burton, J., & Hope, R.A. (1991). Three psychological treatments for bulimia nervosa: A comparative trial. *Archives of General Psychiatry, 48*, 463-469.

Fairburn, C.G., Marcus, M.D., & Wilson, G.T. (1993). Cognitive behavior therapy for binge eating and bulimia nervosa: A comprehensive treatment manual. In C.G. Fairburn & G.T. Wilson, (Eds.), *Binge Eating: Nature, Assessment, and Treatment* (pp.361-404). New York: The Guilford Press.

Fairburn, C.G., & Walsh, B.T. (2002). Atypical eating disorders (Eating disorder not otherwise specified). In C.G. Fairburn & K.D. Brownell (Eds.), *Eating disorders and obesity: A comprehensive handbook* (pp. 171-177). New York: The Guilford Press.

Fairburn, C.G., Welsh, S.L., Doll, H.A., Davies, B.A., & O'Corinor, M.E. (1997). Risk factors for bulimia nervosa—A community-based case-control study. *Archives of General Psychiatry, 54*, 509-517.

Farrell, C. (2001). The use of motivational interviewing techniques in offending behavior group work. *Motivational Interviewing Newsletter, 8*, 8-12.

Farrell, C., Shafran, R., & Lee, M. (2006). Empirically evaluated treatments for body image disturbance: A review. *European Eating Disorders Review, 14*, 289-300.

Feld, R., Woodside, D.B., Kaplan, A.A., Olmsted, M.P., & Carter, J. (2001). Pretreatment motivational enhancement therapy for eating disorders: A pilot study. *International Journal of Eating Disorders, 29*, 393-400.

Fennell, M. (1999). *Overcoming low self-esteem.* Robinson: London.

First, M.B., Spitzer, R.L., Gibbon, M.A., & Williams, J.B. (1996). *Structured clinical interview for DSM-IV axis 1 disorders-Non-patient edition.* New York: New York State Psychiatric Institute.

Garfinkel, P.E. (2002). Classification and diagnosis of eating disorders. In C.G. Fairburn & K.D. Brownell (Eds.), *Eating disorders and obesity: A comprehensive handbook* (pp. 155-161). New York: The Guilford Press.

Garner, D.M. (1991). *The eating disorder inventory.* Lutz, FL: Psychological Assessment Resources, Inc.

Garner, D.M., & Garfinkel P.E. (1997). *Handbook of treatment for eating disorders* (2nd ed.). New York: The Guilford Press.

Garner, D.M., & Needleman, L.D. (1997). Sequencing and integration of treatments. In D.M. Garner & P.E. Garfinkel (Eds.), *Handbook of treatment for eating disorders* (2nd ed., pp. 50-66). New York: The Guilford Press.

Garner, D.M., Olmsted, M.P., Bohr, Y., & Garfinkel, P.E. (1982). The eating attitudes test: Psychometric features and clinical correlates. *Psychological Medicine, 12,* 871-878.

Garner, D.M., Olmsted, M.P., & Polivy, J. (1983). Development and validation of a multidimensional eating disorder inventory for anorexia nervosa and bulimia. *International Journal of Eating Disorders, 2,* 15-34.

Garner, D.M., Olmsted, M.P., Polivy, J., & Garfinkel, P.E. (1984). Comparison between weight-preoccupied women and anorexia nervosa. *Psychosomatic Medicine, 46,* 255-266.

Garner, D.M., Vitousek, K.M., Pike, K.M. (1997). Cognitive-behavioral therapy for anorexia nervosa. In D.M. Garner & P.E. Garfinkel (Eds), *Handbook of treatments for eating disorders* (2nd ed., pp. 94-144). New York: The Guilford Press.

Geller, J., Johnston, C., & Madsen, K. (1997). The role of shape and weight in self-concept: The shape and weight-based self-esteem inventory. *Cognitive Therapy and Research, 21,* 5-24.

Gendall, K.A., Sullivan, P.F., Joyce, P.R., Fear, J.L., & Bulik, C.M. (1997). Psychopathology and personality of young women who experience food cravings. *Addictive Behaviors, 22,* 545-555.

Gleaves, D.H., Lowe, M.R., Snow, A.C., Green, B.A., & Murphy-Eberenz, K.P. (2000). Continuity and discontinuity models of bulimia nervosa: A taxometric investigation. *Journal of Abnormal Psychology, 109,* 56-68.

Goldner, E. (1989). Treatment refusal in anorexia nervosa. *International Journal of Eating Disorders, 8,* 297-306.

Goodsitt, A. (1997). Eating disorders: A self-psychological perspective. In D.M. Garner & P.E. Garfinkel, (Eds), *Handbook of treatments for eating disorders* (2nd ed., pp. 205-228). New York: The Guilford Press.

Green, M.W., Elliman, N.A., Wakeling, A., & Rogers, P.J. (1996). Cognitive functioning, weight change and therapy in anorexia nervosa. *Journal of Psychiatric Research, 30,* 401-410.

Griffiths, R.A., Beumont, P.J.V, Russell, J., Touyz, S.W., & Moore, G. (1997). The use of guardianship legislation for anorexia nervosa: A report of 15 cases. *Australian and New Zealand Journal of Psychiatry, 31,* 525-531.

Griffiths, R.A., Hadzi-Pavlovic, D., & Channon-Little, L. (1996). The short-term follow-up effect of hypnobehavioral and cognitive behavioral treatment for bulimia nervosa. *European Eating Disorders Review, 4,* 12-31.

Grilo, C.M. (2006). *Eating and weight disorders.* New York: Psychology Press.

Grilo, C.M., & Masheb, R.M. (2002). Childhood maltreatment and personality disorders in adult patients with binge eating disorder. *Acta Psychiatrica Scandinavica, 106,* 183-188.

Grilo, C.M., Masheb, R.M., & Wilson, G.T. (2005). Efficacy of cognitive behavioral therapy and fluoxetine for the treatment of binge eating disorder: A randomized double-blind placebo-controlled comparison. *Biological Psychiatry, 57,* 301-309.

Grilo, C.M., Sanislow, C.A., Shea, M.T., Skodol, A.E., Stout, R.L., Pagano, M.E., et al. (2003). The natural course of bulimia nervosa and eating disorder not otherwise specified is not influenced by personality disorders. *International Journal of Eating Disorders, 34,* 319-330.

Hay, P. (2008). Eating disorders. In J.A. Trafton & W. Gordon, (Eds.), *Best practices in the behavioral management of health from preconception to adolescence.* Los Altos, CA: The Institute for Brain Potential.

Hay, P.J., & Bacaltchuk, J. (2006). Bulimia nervosa. *Clinical Evidence, 15,* 1315-1331.

Hay, P.J., Bacaltchuk, J., & Stefano, S. (2004). Psychotherapy for bulimia nervosa and binge eating. *Cochrane Database of Systematic Reviews, 3,* CD000562.

Hay, P.J., & Fairburn, C.G. (1998). The validity of the DSM-IV scheme for classifying bulimic eating disorders. *International Journal of Eating Disorders, 23,* 7-15.

Hay, P., & Touyz, S. (2007). Eating disorders. In S. Bloch & B.S. Singh (Eds.), *Foundations of clinical psychiatry* (pp. 235-250). Melbourne University Press, Melbourne.

Heatherton, T.F., & Polivy, J. (1992). Chronic dieting and eating disorders: A spiral model. In J.H. Crowther, S.E. Hobfall, M.A.P. Stephens, & D.L. Tennenbaum (Eds.), *The etiology of bulimia: The individual and familial context* (pp. 133-155). Washington, DC: Hemisphere Publishers.

Hill, S., & Touyz, S.W. (2007). Maladaptive schemas and eating disorders: Therapeutic considerations. In D.A. Einstein (Ed.), *Innovations and advances in cognitive behavior therapy.* Bowen Hills, Australia: Australia Academic Press.

Hoek, H.W. (2002). Distribution of eating disorders. In C.G. Fairburn & K.D. Brownell (Eds.), *Eating disorders and obesity: A comprehensive handbook* (pp. 233-237). New York: The Guilford Press.

Hoek, H.W., van Hoeken, D., & Katzman, M.. (2003). Epidemiology and cultural aspects of eating disorders: A review. In M. Maj & K. Halmi (Eds). *Eating disorders: Vol. 6. Evidence and experience in psychiatry* (pp. 95-138). Chichester, UK: John Wiley.

Holtkamp, K., Hedebrand, J., & Herpertz-Dahlman, B. (2004). The contribution of anxiety and food restriction on physical activity in acute anorexia nervosa. *International Journal of Eating Disorders, 36,* 163-171.

Jacobi, C., Hayward, C., de Zwaan, M., Kraemer, H.C., & Agras, W.S. (2004). Coming to terms with risk factors for eating disorders: Application of risk terminology and suggestions for a general taxonomy. *Psychological Bulletin, 130,* 19-65.

Johnson, C.L. (1985). Initial consultation for patients with bulimia and anorexia nervosa. In D.M. Garner & P.E. Garfinkel (Eds.), Handbook of psychotherapy for anorexia and bulimia (pp. 19-51). New York: Guilford Press.

Joiner, T.E., Vohs, K.D., & Heatherton, T.F. (2000). Three studies on the factorial distinctiveness of binge eating and bulimic symptoms among non-clinical men and women. *International Journal of Eating Disorders, 27,* 198-205.

Kaltiala-Heino, R., Rissanen, A., Rimpela, M., & Rantanen, P. (2003). Bulimia and impulsive behavior in middle adolescence. *Psychotherapy and Psychosomatics, 72,* 26-33.

Karwautz, A., Rabe-Hesketh, S., Collier, D.A., & Treasure, J.L. (2002). Pre-morbid psychiatric morbidity, co-morbidity and personality in patients with anorexia nervosa compared to their healthy sisters. *European Eating Disorders Review, 10,* 255-270.

Katzman, M.A., & Lee, S. (1997). Beyond body image: The integration of feminist and transcultural theories in the understanding of self-starvation. *International Journal of Eating Disorders, 22,* 385-94.

Kaye, W., Devlin, B., Barbarich, N., Bulik, C.M., Thornton, L., Bacanu, S., et al. (2004). Genetic analysis of bulimia nervosa: Methods and sample description. *International Journal of Eating Disorders, 35,* 556-570.

Keys, A., Brozek, J., Henschel, A., Mickelsen, O., & Taylor, H.L. (1950). The biology of human starvation (Vols. 1-2). Minneapolis, MN: University of Minnesota Press.

Klump, K.L., & Gobrogge, K.L. (2005). A review and primer of molecular genetic studies of anorexia nervosa. *International Journal of Eating Disorders, 37,* S43-S48.

Latzer, Y., & Hochdorf, Z. (2005). A review of suicidal behavior in anorexia nervosa. *Scientific World Journal, 5,* 820-827.

Le Grange, D., Gorin, A., Dymek, M., & Stone, A. (2002). Does ecological momentary assessment improve cognitive behavioral therapy for binge eating disorder? A pilot study. *European, Eating Disorder Review, 10,* 316-328.

Lee H-Y., & Lock J. (2007). Anorexia nervosa in Asian-American adolescents: Do they differ from their non-Asian peers? *International Journal of Eating Disorders, 40,* 227-231.

Leitenberg,. H., Rosen, J., Gross, J., Nudelman, S., & Vara, L.S. (1998). Exposure plus response-prevention treatment of bulimia nervosa. *Journal of Consulting and Clinical Psychology, 56,* 535-541.

Lean, G., Fulkerson, J.A., Perry, C., & Early-Zald, M.B. (1995). Prospective analysis of personality and behavioral vulnerabilities and gender influences in the later development of disordered eating. *Journal of Abnormal Psychology, 104,* 140-149.

Leung, N., Thomas, G., & Waller, G. (2000). The relationship between parental bonding and core beliefs in anorexic and bulimic women. *British Journal of Clinical Psychology, 39,* 205-213.

Leung, N., Waller, G., & Thomas, G. (1999). Core beliefs in anorexic and bulimic women. *Journal of Nervous and Mental Disease, 187,* 736-741.

Linehan, M.M. (1993). *Skills training manual for treating borderline personality disorder.* New York: The Guilford Press.

Lock, J., & le Grange, D. (2005). Family based treatment of eating disorders. *International Journal of Eating Disorders, 37,* S64-S67.

7. 文 献

Lock, J., le Grange, D., Agras, W.S., & Dare, C. (2001). *Treatment manual for anorexia nervosa*. New York: The Guilford Press.

Ma, J.L.C., Chow, M.Y.M., Lee, S., & Lai, K. (2002). Family meaning of self-starvation: Themes discerned in family treatment in Hong Kong. *Journal of Family Therapy, 24*, 57-71.

Maloney, M.J., McGuire, J.B., & Daniels, S.R. (1988). Reliability testing of the children's version of the eating attitudes test. *Journal of the American Academy of Child and Adolescent Psychiatry, 27*, 541-543.

McCabe, R., McFarlane, T., Polivy, J., & Olmsted, M.P. (2001). Eating disorders, dieting, and the accuracy of self-reported weight. *International Journal of Eating Disorders, 29*, 59-64.

McFarlane, T., McCabe, R., Jarry, J., Olmsted, M.P., & Polivy, J. (2001). Weight- and shape-related self-evaluation in women with eating disorders, dieters, and non-dieters. *International Journal of Eating Disorders, 29*, 328-335.

McKay, M., & Fanning, P. (1992). *Self esteem* (2nd ed.). Oakland, CA: New Harbinger Publications Inc.

McIntosh, V.V.W., Jordan, J., Carter, F., Luty, S.E., McKenzie, J.M., Bulik, C.M., et al. (2005). Three psychotherapies for anorexia nervosa: A randomized controlled trial. *American Journal of Psychiatry, 162*, 741-747.

Meads, C., Gold, L., Burls, A., & Jobanputra, P. (1999). *In-patient versus out-patient care for eating disorders. Birmingham*, UK: University of Birmingham (DPHE Report No. 17).

Miller, W.R., & Rollnick, S. (2002). *Motivational Interviewing: Preparing people for change* (2nd ed.). New York: Guilford Press.

Mills, J., Polivy, J., Herman, C.P., & Tiggermann, M. (2002). Effects of media-portrayed idealized body images on restrained and unrestrained eaters. *Personality and Social Psychology Bulletin, 28*, 1687-1699.

Mogg, K., Bradley, B.P., Hyare, H., Lee, S. (1998). Selective attention to food-related stimuli in hunger: Are attentional biases specific to emotional and psychopathological states, or are they also found in normal drives states? *Behaviour Research and Therapy, 36*, 227-237.

Mondraty, N.K., Birmingham, C.L., Touyz, S.W., & Beumont, P.J.V. (2005). Randomised control trial for olanzopine in the treatment of cognitions in anorexia nervosa. *Australasian Psychiatry, 13*, 72-75.

Nakai, Y (2003). The epidemiology of eating disorders: Data from Japan. In M. Maj & K. Halmi (Eds.), *Eating disorders: Vol. 6. Evidence and experience in psychiatry* (pp. 126-128). Chichester, UK: John Wiley.

National Institute for Clinical Excellence (NICE). (2004). *Eating disorders: Core interventions in the treatment and management of anorexia nervosa, bulimia nervosa and related disorders.* Clinical Guideline Number 9. London: NICE.

Nevonen, L., & Broberg, A.G. (2000). The emergence of eating disorders: An exploratory study. *European Eating Disorders Review, 8*, 279-292.

Nevonen, L., & Broberg, A.G. (2006). A comparison of sequenced individual and group psychotherapy for patients with bulimia nervosa. *Internatjonal Journal of Eating Disorders, 39*, 117-127.

Nichols, D., Chater, R., & Lask, B. (2000). Children into DSM don't go: A comparison of classification systems for eating disorders in childhood and early adolescence. *International Journal of Eating Disorders, 29*, 317-324.

O'Connor, M.A., Touyz, S.W., Dunn, S., & Beumont, P.J.V. (1987). Vegetarianism in anorexia nervosa: A review of 116 consecutive cases. *Medical Journal of Australia, 147*, 540-542.

Ottosson, H., Ekselius, L., Grann, M., & Kullgren, G. (2002). Cross-system concordance of personality disorder diagnoses of DSM-IV and diagnostic criteria for research of ICD-10. *Journal of Personality Disorders, 16*, 283-292.

Pelchat, M.L. (2002). Of human bondage: Food craving, obsession, compulsion, and addiction. *Physiology and Behavior, 76*, 347-352.

Pendleton, V.R., Goodrick, G.K., Poston, W.S.C., Reeves, R.S., & Foreyt, J.P. (2002). Exercise augments the effects of cognitive-behavioral therapy in the treatment of bulimia nervosa. *International Journal of Eating Disorders, 31*, 172-184.

Pike, K.M. (2005). Assessment of anorexia nervosa. *International Journal of Eating Disorders, 37*, S22-S25.

Pike, K.M., Carter, J., & Olmsted, M. (Feb. 2005). *Cognitive behavioral therapy manual for anorexia nervosa.* (Available upon request: Kmp2@columbia.edu)

Pike, K.M., Walsh, B.T., Vitousek, K., Wilson, G.T., & Bauer, J. (2003). Cognitive behavior therapy in the post-hospitalisation treatment of anorexia nervosa. *American Journal of Psychiatry, 160*, 2046-2049.

Polivy, J. (in press). The natural course and outcome of eating disorders and obesity. In H. Klingemann & L.C. Sobell (Eds). New York: Springer.

Polivy, J., Coleman, J., & Herman, C.P. (2005). The effect of deprivation on food cravings and eating behavior in restrained and unrestrained eaters. *International Journal of Eating Disorders, 38*, 301-309.

Polivy, J., & Herman, C.P. (1987). The diagnosis and treatment of normal eating. *Journal of Consulting and Clinical Psychology, 55*, 635-644.

Polivy, J., & Herman, C.P. (1993). Etiology of binge eating: Psychological mechanisms. In C. Fairburn (Ed.), *Binge eating* (pp. 173-205). London: Guilford Press.

Polivy, J., & Herman, C.P. (2002). Causes of eating disorders. *Annual Review of Psychology, 53*, 187-213.

Polivy, J., Herman, C.P., Mills, J., & Wheeler, H.B. (2003). Eating disorders in adolescence. In G. Adams & M. Berzonsky (Eds.), *The Blackwell handbook of adolescence* (pp. 523-549). Oxford: Blackwell Publishers Ltd.

Prochaska, J.O., DiClemente, C.C., & Norcross, J.C. (1992). In search of how people change: Applications to addictive behaviors. *American Psychologist, 47*, 1102-1114.

Rieger, E., Schotte, D.E., Touyz, S.W, Beumont, P.J.V., Griffiths, R., & Russell, J. (1998). Attentional biases in eating disorders: A visual probe detection procedure. *International Journal of Eating Disorders, 23*, 199-205.

Rieger, E., Touyz, S.W., & Beumont, P.J.V. (2002). The Anorexia Nervosa Stages of Change Questionnaire (ANSOCQ). Information regarding its psychometric properties. *International Journal of Eating Disorders, 32*, 24-38.

Rieger, E., Touyz, S., Schotte, D., Beumont, P.J.V., Russell, J., Clarke, S., et al. (2000).

Development of an instrument to assess readiness to recover in anorexia nervosa. *International Journal of Eating Disorders, 28,* 387-396.

Rieger, E., Wilfley, D., Stein, R.I., Marino, V., & Crow, S.J. (2005). A comparison of quality of life in obese individuals with and without binge eating disorder. *International Journal of Eating Disorders, 37,* 234-240.

Romano, S.J., Halmi, K.A., Sarkar, N.P., Koke, S.C., & Lee, J.S. (2002). A placebocontrolled study of fluoxetine in continued treatment of bulimia nervosa after successful acute fluoxetine treatment. *American Journal of Psychiatry, 159,* 96-102.

Rosen, J.C. (1997). Cognitive-behavioral body image therapy. In D.M. Garner & P.E. Garfinkel (Eds.), *Handbook of treatment for eating disorders* (2nd ed., pp. 188-201). New York: The Guilford Press.

Safer, D.L, Lively, T.J., Telch, C.F., & Agras, W.S. (2002). Predictors of relapse following successful dialectical behavior therapy for binge eating disorder. *International Journal of Eating Disorders, 32,* 155-163.

Safer, D.L., Telch, C.F., & Agras, W.S. (2001). Dialectical behavior therapy for bulimia nervosa. *American Journal of Psychiatry, 158,* 632-634.

Schlundt, D.G., & Jhonson, W.G. (1990). Eating disorders: Assessment and treatment. Boston: Allyn & Bacon.

Schmidt, U.H., & Treasure, J.L. (1993). *Getting better bit(e) by bit(e): A survival kit for sufferers of bulimia nervosa and binge eating disorders.* Hove, UK: Psychology Press.

Schmidt, U.H., & Treasure, J.L. (1997). *Clinician's guide to getting better bit(e) by bit(e).* Hove, UK: Psychology Press.

Segal, Z.V., Williams, J.M.G., & Teasdale, J.D. (2002). *Mindfulness-based cognitive therapy for depression.* New York: Guilford Press.

Sobell, M.B., & Sobell, L.C. (1998). Guiding self-change. In P. Miller and G. Heather (Eds.), *Treating addictive behaviors.* (pp. 189-202). New York: plenum Press.

Soh, N., Touyz, S.W., & Surgenor, L. (2006). Eating and body image disturbances across cultures: A review. *European Eating Disorders Review, 14,* 54-65.

Spangler, D.L. (2002). Testing the cognitive model of eating disorders: The role of dysfunctional beliefs about appearance. *Behavior Therapy, 33,* 87-105.

Stice, E. (2001). A prospective test of the dual-pathway model of bulimic pathology: Mediating effects of dieting and negative affect. *Journal of Abnormal Psychology, 110,* 1-12.

Striegel-Moore, R.H. (1995) A feminist perspective on the etiology of eating disorders. In K.D. Brownell & C., G. Fairburn (Eds.), *Eating disorder and obesity. A comprehensive handbook* (pp. 224-229). New York: The Guilford Press.

Striegel-Moore, R. (1997). Risk factors for eating disorders. *Annals of the New York Academy of Sciences: Adolescent Nutritional Disorders: Prevention and Treatment, 817,* 98-109.

Striegel-Moore, R.H., Dohm, F.A., Kraemer, H.C., Schreiber, G.B., Crawford, P.B., & Daniels, S.R. (2005). Health services use in women with a history of bulimia nervosa or binge eating disorder. *International Journal of Eating Disorders, 37,* 11-18.

Striegel-Moore, R.H., Dohm, F.A., Kraemer, H.C., Taylor, C.B., Daniels. S., Crawford, P.B., & Schreiber, G.B. (2003). Eating disorders in white and black women. *American Journal of*

Psychiatry, 160, 1326-1331.

Striegel-Moore, R.H., Franko, D.L., Thompson, D., Barton, B., Schreiber, G.B., & Daniels, S.R. (2005). An empirical study of the typology of bulimia nervosa and its spectrum variants. *Psychological Medicine, 35,* 1563-1572.

Strober, M. (1980). Personality and symptomatological features in young, non-chronic anorexia nervosa patients. *Journal of Psychosomatic Research, 24,* 353-359.

Sunday, S.R., Halmi, K.A., & Einhorn, A.N. (1995). The Yale-Brown-Cornell Eating Disorder Scale: A new scale to assess eating disorders symptomatology. *International Journal of Eating Disorders, 18,* 237-245.

Swinbourne, J.M., & Touyz, S.W. (2007). The co-morbidity of eating disorders and anxiety disorders: A review. *European Eating Disorders Review, 15,* 1-22.

Taylor, J., Touyz, S.W., George, L., Thornton, C., & Beumont, P.J.V. (2005). Mirror exposure as an adjunct to the treatment of anorexia nervosa: Reflecting on the data. *Proceedings of the 11th Annual Meeting of the Eating Disorder Research Society.* Toronto: Canada.

Telch, C.F., Agras, W.S., & Linehan, M.M. (2001). Dialectical behavior therapy for binge eating disorder. *Journal of Consulting and Clinical Psychology, 69,* 1061-1065.

Thornton, C., Touyz, S., & Birmingham, C.L. (2005). Eating disorders-Management in general practice. *Medicine Today, 6,* 29-34.

Touyz, S.W., & Beumont, P.J.V. (1997). Behavioral treatment to promote weight gain in anorexia nervosa. In D.M. Garner & P.E. Garfinkel (Eds), *Handbook of treatment for eating disorders* (2nd ed., pp. 361-371). New York: The Guilford Press.

Touyz, S.W., Beumont, P.J.V., Glaun, D., Phillips, T., & Cowie, I. (1984). A comparison of lenient and strict operant conditioning progarammes in refeeding patients with anorexia nervosa. *British Journal of Psychiatry, 144,* 517-520.

Touyz, S.W., Garner, D.M., & Beumont, P.J.V. (1995). The inpatient management of the adolescent patient with anorexia nervosa. In H.C. Steinhousen (Ed.), *Eating disorders in adolescence: Anorexia and bulimia nervosa* (pp. 247-270). New York: De Gruyter/Aldine.

Touyz, S.W., Hay, P., & Rieger, E. (in press). Eating disorders: An Australian focus. In E. Reiger (Ed), *Abnormal Psychology.* Melbourne, McGraw-Hill.

Touyz, S.W., Lennerts, W., Arthur, B., & Beumont, P.J.V. (1993). Anaerobic exercise as an adjunct to refeeding patients with anorexia nervosa: Does it compromise weight gain? *European Eating Disorders Review, 1,* 177-182.

Touyz, S.W., Lennerts, W., Freeman, R.J., & Beumont, P.J.V. (1990). To weigh or not to weigh? Frequency of weighing and rate of weight gain in patients with anorexia nervosa. *British Journal of Psychiatry, 57,* 752-754.

Touyz, S.W., Thornton, C., Rieger, E., George, L., & Beumont, P.J.V. (2003). The incorporation of the stage of change model in the day hospital treatment of patients with anorexia nervosa. *European Child and Adolescent Psychiatry, 12* (Suppl. 1), 65-71.

Treasure, J. (1997). *Anorexia nervosa: A survival guide for families, friends and sufferers.* Hove, UK: Psychology Press.

Treasure, J.L., Katzman, M., & Schmidt D. (1999) Engagement and outcome in the treatment of bulimia nervosa: First phase of a sequential design comparing motivation enhancement therapy and cognitive behavioral therapy. *Behaviour Research and Therapy, 37,* 405-418.

Treasure, J., & Schmidt, U. (2005). Anorexia nervosa. *Clinical Evidence, 13,* 1148-1157.

Treasure, J., Todd, G., Brolly, M., Tiller, J., Nehmed, A., & Denman, F. (1995). A pilot study of a randomized trial of cognitive analytical therapy vs. educational behavioral therapy for adult anorexia nervosa. *Behaviour Research and Therapy, 33,* 363-367.

Turner, H., & Bryant-Waugh, R. (2004). Eating disorder not otherwise specified (EDNOS): Profiles of clients presenting at a community eating disorder service. *European Eating Disorders Review, 12,* 18-26.

Turner, H., & Cooper, M. (2002). Cognitions and their origins in women with anorexia nervosa, normal dieters and female controls. *Clinical Psychology and Psychotherapy, 9,* 242-252.

Van der Ham, T., Meulman, J.J., Van Strien, D.C., & van Engeland, H. (1997). Empirically based subgrouping of eating disorders in adolescents: A longitudinal perspective. *British Journal of Psychiatry, 170,* 363-368.

Vandereycken., W., Probst, M., & van Bellinghen, M. (1992). Treating the distorted body experience of anorexia nervosa patients. *Journal of Adolescent Health, 13,* 403-405.

Vitousek, K.B. (2002). Cognitive-behavioral therapy for anorexia nervosa. In C.G. Fairburn & K.D. Brownell (Eds.), *Eating disorders and obesity: A comprehensive handbook* (2nd ed., pp. 308-313). New York: Guilford.

Vitousek, K.B., & Hollon, S.D. (1990). The investigation of schematic content and processing in eating disorders. *Cognitive Therapy and Research, 14,* 191-214.

Vitousek, K.B., Watson, S., & Wilson, G.T. (1998). Enhancing motivation for change in treatment resistant eating disorders. *Clinical Psychology Review, 18,* 391-420.

Vohs, K.D., Bardone, A.M., Joiner, T.E., Abramson, L.Y., & Heatherton, T.F. (1999). Perfectionism, perceived weight status, and self-esteem interact to predict bulimic symptoms: A model of bulimic symptom development. *Journal of Abnormal Psychology, 108,* 695-700.

Vohs, K.D., Voelz, Z.R., Pettit, J.W., Bardone, A.M., Katz, J., Abramson, L.Y, et al. (2001). Perfectionism, body dissatisfaction, and self-esteem: An interactive model of bulimic symptom development. *Journal of Social and Clinical Psychology, 20,* 476-497.

Waller, G., Meyer, C., Ohanian, V., Elliott, P., Dickson, C., & Sellings, J. (2001). The psychopathology of bulimic women who report childhood sexual abuse: The mediating role of core beliefs. *Journal of Nervous and Mental Disease, 189,* 700-708.

Waller, G., Ohanian, V., Meyer, C., & Osman, S. (2000). Cognitive content among bulimic women: The role of core beliefs. *International Journal of Eating Disorders, 28,* 235-241.

Ward, A., Tiller, J., Treasure, J., & Russell, G. (2000). Eating disorders: Psyche or soma? *International Journal of Eating Disorders, 27,* 279-287.

Ward, A., Troop, N., Todd, G., & Treasure J. (1996). To change or not to change-"How" is the question? *British Journal of Medical Psychology, 69,* 139-46.

Watkins, B., & Lask, B. (2002). Eating disorders in school-aged children. *Child and Adolescent Psychiatric Clinics of North America, 11,* 185-200.

Wheeler, H.A., Adams, G., & Keating, L. (2001). Binge eating as a means for evading identity issues: The association between an avoidance identity style and bulimic behavior. *Identity: An International journal of Theory and Research, 1,* 161-178.

White, M.A., Kohlmaier, J.R, Varnado-Sullivan, P., & Williamson, D.A. (2003). Racial/ ethnic differences in weight concerns: Protective and risk factors for the development of eating disorders and obesity among adolescent females. *International Journal of Eating Disorders, 8*, 20-25.

Williamson, D.A., Gleaves, D., & Stewart, T.M. (2005). Categorical versus dimensional models of eating disorders: An examination of the evidence. *International Journal of Eating Disorders, 37*, 1-10.

Williamson, D.A., Womble, L.G., Smeets, M.A.M., Netemeyer, R.G., Thaw, J.M., Kutlesic, V., et al. (2002). Latent structure of eating disorder symptoms: A factor analytic and taxometric investigation. *American Journal of Psychiatry, 159*, 412-418.

Wilson, G.T. (1991). The addiction model of eating disorders: A critical analysis. *Advances in Behavior Research and Therapy, 13*, 27-72.

Wilson, G.T. (2002). Eating disorders and addictive disorders. In C.G. Fairburn & K.D. Brownell (Eds.), *Eating disorders and obesity: A comprehensive handbook* (2nd ed., pp. 199-203). New York: Guilford Press.

Windauer, U., Lennerts, W., Talbot, P., Touyz, S.W., & Beumont, P.J.V. (1993). How well are "cured" anorexia nervosa patients? An investigation of 16 weight recovered anorexia patients. *British Journal of Psychiatry, 163*, 195-200.

Woods, S.C., & Brief, D.J. (1988). Physiological factors. In D.M. Donovan & G.A. Marlatt (Eds.), *Assessment of addictive behaviors* (pp. 296-322). New York: Guilford Press.

Wooley, S.C. (1995). Feminist influences on the treatment of eating disorders. In: K.D. Brownell & C.G. Fairburn (Eds.), *Eating disorders and obesity: A comprehensive handbook* (pp. 294-298). New York: The Guilford Press.

World Health Organization (1992). *International statistical classification of diseases and related health problems* (10th rev.). Geneva: Author.

Young, J.E., Klosko, J.S., & Weishaar, M. (2003). *Schema therapy: A practitioners guide*. New York: The Guilford Press.

8　付録：ツールと資料

本章は，治療者が患者にコピーして渡すことができるツールと資料を含んでいる。

　　付録1　：患者用説明シート（神経性食思不振症）
　　付録2　：患者用説明シート（神経性過食症）
　　付録3　：患者用説明シート（特定不能の摂食障害）
　　付録4　：患者用説明シート（過食性障害）
　　付録5　：治療で扱われる課題のチェックリスト
　　付録6　：症状日誌シート
　　付録7　：食事日誌
　　付録8　：摂食障害に関連する病的行動についての費用便益分析
　　付録9　：摂食障害における認知の歪み
　　付録10：食物ピラミッド

患者と家族はともに，病気に関する事実に基づいた情報を手に入れることに苦労している場合が多い。付録1〜4は病気について簡単に説明している資料で，関係者に手渡すことができる。多くの場合，これを読むことが，病気，治療，予後についてのさらなる話し合いに導く。

| 付録 1 | **患者用説明シート（神経性食思不振症）** |

　神経性食思不振症（Anorexia Nervosa）の特徴は，正常で健康的な体重を維持するのに必要なだけの食物を食べようとしないことです。患者は太っていると感じており，自分は肥満しているとみなしています。そして，体重が（他人から見れば）明らかにきわめて低い時でさえ，体重が増えることを恐れます。この低体重を維持するために，神経性食思不振症患者は，食べる食物の種類や量を制限し，多くの場合，患者が「安全」と考えるごくわずかの低カロリー食品だけを食べようとします。体重増加を防ぐために，排出（嘔吐など）したり強迫的に運動を行ったりすることもあります。神経性食思不振症は男性にも発症しますが，男性より女性において多く発症します。神経性食思不振症は通常12〜18歳の間で発症し，思春期や，例えば転校など，ストレスが多い人生の出来事に伴ってよく生じます。多くの症状は，実際には栄養失調や飢餓により生じます。これらには，いつも寒いと感じたり，便秘になったり，エネルギーレベルが下がったり，じっと座っていられないなどがあります。心理的には，神経性食思不振症の人は完璧であろうとか，他人を喜ばせようとしますが，実際には無能で自分の生活や体をコントロールできないと感じている傾向があります。

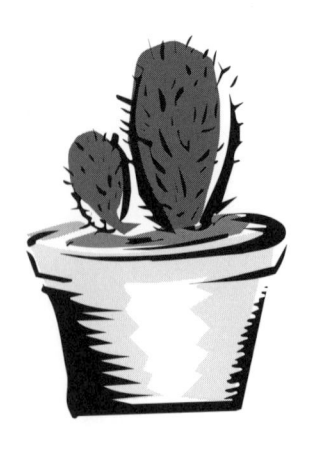

付録2　患者用説明シート（神経性過食症）

　神経性過食症（Bulimia Nervosa）の特徴は，頻繁に過食（短時間に大量の食物を摂取）することと，その後に代償しようとすること――食べた物を排出すること（嘔吐や下剤の使用）や，カロリーを消費すること（過剰運動），ある期間食事を避けること（絶食や制限）など――です。男性にも発症しますが，男性より女性において多く発症します。この人たちは，自身の価値を主に体形や体重に基づき評価します。治療しなければ，心臓，腎臓や消化器系の疾患を含む重篤な身体合併症を起こしかねず，死亡する場合さえあります。さらに，治療を要するような不安障害やうつ病をきたすかも知れません。神経性過食症は，ダイエットやその他の減量の試みを始めた後，過食に走ることから発症するケースがよくあります。これらは非常に不安定な食事パターンへとエスカレートすることがあり，食事制限またはダイエットと，過食および前述した代償行動が交互に行われるようになります。これらの行動は，しばしば自責感，自己嫌悪や羞恥心といった強い感情を生じます。そして患者は過食や排出をしていることを隠そうとします。このせいでしばしば他人から孤立して，さらに抑うつに陥いりがちです。

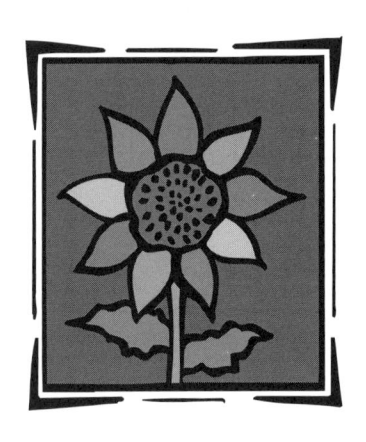

付録3　患者用説明シート（特定不能の摂食障害）

　特定不能の摂食障害（EDNOS）は，神経性食思不振症や神経性過食症ほど一般に認められた診断ではありません。むしろ，神経性食思不振症や神経性過食症の診断基準のすべてを満たさない，これら2つを除く摂食障害の集合です。大部分のEDNOSは，神経性食思不振症や神経性過食症の鍵となる基準の1つを満たさない（過食が毎週2回以上でなく，たった1回など）か，もしくは，両方の摂食障害の特徴を兼ね備えている混合した状態です。しばしば摂食障害の「臨床閾値下」と言われますが，EDNOSは必ずしも神経性食思不振症や神経性過食症に比べて軽くて苦しみが少ないということではありません。それに，実際にはこれらより多くの人がかかります。神経性食思不振症や神経性過食症のように，EDNOSは主に若い女性に発症し，多くの場合，ダイエットで始まって，それが過食または厳しいカロリー制限へとエスカレートしていきます。症状としては過食や排出，大量の食物を噛んで吐き出すような（飲み込むのでなく）異常な食行動などがあります。

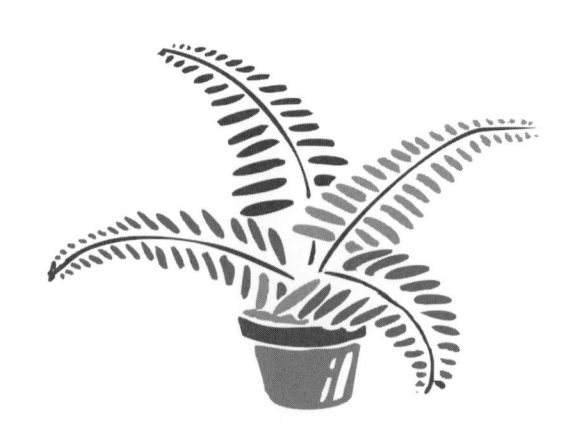

付録4　患者用説明シート（過食性障害）

　過食性障害（Binge Eating Disorder：BED）は，「特定不能の摂食障害」の1つのタイプです．特徴は過食ですが，神経性過食症でみられるような代償性の排出や絶食，過剰運動などは認められません．BEDの人たちは過食を繰り返し，空腹でない時でさえ素早く密かに多量に食べます．神経性過食症のようにBEDの人たちは，自分の過食について羞恥，落ち込み，苦悩や自責感を強く感じています．そして絶食や嘔吐のような体重をコントロールする行動について試みたり，考えたりすることも多いのですが，定期的にまたは非常に熱心にはしません．BEDの人たちの多くが，低体重よりむしろ太り過ぎます．BEDは中年の女性や男性により発症しやすいようです．これは新しい診断のカテゴリーで，この障害が確かに障害であることを示すもっと完全なデータが集まるまで，今のところは暫定的なものとして考えられています．

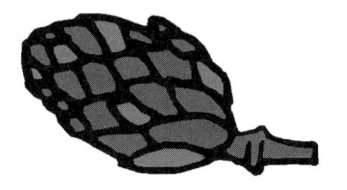

付録5　治療で扱われる課題のチェックリスト

1. 体重歴
   a）最大体重　　b）最小体重　　c）病前の体重と身長　　d）現在の体重と身長

2. ダイエットと食行動
   a）ダイエットや体重コントロールの前歴
   b）現在のダイエットと食事パターン
   c）過食
      ⅰ）頻度
      ⅱ）持続時間
      ⅲ）摂食量
   d）過食する食物
   e）過食の契機
   f）過食する前，している間，した後の気分
   g）体重を管理するための不適切な行動（以前と現在）
      ⅰ）絶食
      ⅱ）嘔吐（自己誘発，物質誘発性，例えば吐根など）
      ⅲ）利尿剤／下剤の乱用
      ⅳ）過剰運動

3. 体重と体形に対するこだわり

4. 物質使用の問題

5. 人間関係の問題
   a）現在
   b）過去（家族を含む）

6. 気分（不安，うつ）

7. 自尊心／自己像

8. 自己同一性とコントロールの問題

9. パーソナリティと病前の機能

10. 治療歴
    a）心理的治療　　b）薬物治療　　c）入院治療

11. 身体合併症

付録6　症状日誌シート

日　付：

症　状	契　機	時間と場所	考えたこと	過食前後の気分
過　食				
嘔　吐				
下剤の使用				
利尿剤の使用				
食事制限／絶食				
運　動				
他人を喜ばせる振る舞い				
儀式的食事（食物を小さく切り刻んだり，特別な順序で食べたりといった，強迫的な食べ方）				
体重測定				
身体確認（鏡やガラスに映った姿を見てサイズを確認）				

| 付録 7 | **食事日誌** |

日付：

時　間	食べた物	過食?	代償行動*	体重測定／身体確認	場所／状況：（契機?）	気分#
朝						
午前中頃						
正　午						
午後中頃						
夕						
晩						

＊嘔吐／排出／運動／絶食；＃ 0 ～10 で評価，0 ＝最悪，10 ＝最良；? 他人を喜ばせるために振る舞う

- 毎日別々のシートを使用すること。
- 可能なかぎり出来事のすぐ後で記録すること（1 日少なくとも 1 回）。希望であれば，この記録を手帳のなかに作成してもよい。
- 治療セッションにこの記録を持参すること。

付録8　摂食障害に関連する病的行動についての費用便益分析

1. **症状**：体重減少の維持
   マイナス面：(a) 冷え性，(b)活力の減退，(c)不眠，睡眠障害，(d)座っていることの不快さ，(e)（通常の活動と生活以外での）食物，体形，体重への囚われ，(f)脱毛，(g)便秘，(h)衣服がきちんと合わない，(i)性的関心の減退，(j)乾燥肌，(k)口臭，(l)無月経（月経周期の喪失と，結果としての不妊），(m)骨粗鬆症／骨量減少症，(n)成長阻害の可能性
   プラス面：(a)見栄えが良いように思われる，(b)不安の減少，(c)自己統制感が持てる，(d)アイデンティティが持てる，(e)成功感を持てる，(f)月経から解放される，(g)力と高潔さを感じる

2. **症状**：過食
   マイナス面：(a)食物があると自制ができない感じ，(b)代償性行為（嘔吐，下剤や利尿剤の使用，過剰運動，絶食など）を実行せずにはいられないと感じる，(c)金銭的な損失——食費，(d)腹部の不快感，(e)胃の破裂，(f)社会的孤立／秘密主義（他人と食事ができない），(g)食物がなくなったことについて嘘をつかなければならない，(h)食物がなくなったことや過食のために食物を大量に購入することを恥ずかしく感じる，(i)食物を万引きしたり，盗む（そして捕まる）
   プラス面：(a)気持ちの問題を回避するか逃避できる（過食時には気持ちの問題について考えない），(b)自分自身が落ち着く，(c)時間をつぶせる／退屈が和らぐ，(d)「禁じられている」食物を食べられる

3. **症状**：嘔吐
   マイナス面：(a)電解質異常（突然死を引き起こす不整脈になる），(b)心血管系の異常，(c)歯牙酸蝕症，(d)手やのどの傷，(e)トイレの掃除をしなければならない，(f)困惑，(g)（嘔吐の）臭い，(h)嘔吐が人に見つかったり，気づかれる，(i)催吐剤（吐根など）による生命的危険性
   プラス面：(a)これが体重が増えない食べ方だと信じる（実際はカロリーが少しは吸収され，すべての食べ物が取り除かれるわけではない），(b)緊張軽減，(c)浄化されたように感じる，(d)家族を狼狽させるか，怒りを表す手段，(e)「空虚さ」を埋め合わせ，生きていると感じる手段

4. **症状**：下剤の乱用
   マイナス面：(a)腹部のひどいけいれん，(b)下痢による生活やスケジュールの中断，(c)電解質異常（突然死を引き起こす不整脈になる），(d)下剤の費用，(e)薬局から万引き
   プラス面：(a)食べたすべての食物が取り除かれ，体重が減ると信じる（それまでの消化過程でカロリーが吸収されるので，これは正しくない），(b)膨満や満腹／太っていると感じないですむ，(c)体内が空できれいになったと感じる，(d)便秘の緩和，(e)腸蠕動により緊張が和らぐ

5. **症状**：利尿剤の乱用
   マイナス面：(a)重篤な電解質異常（突然死を引き起こす不整脈になる），(b)脱水や乾燥肌を生じる，(c)必要なミネラルが除去される（重篤な身体合併症を引き起こす）
   プラス面：(a)体重が減ったと感じる（ただし，きわめて短期間）

6. **症状**：食事制限
   マイナス面：(a)好きな食べ物が食べられない，(b)空腹はつらい，(c)友人や家族とつきあえない，(d)

食物をめぐる口論や衝突，(e)休日に旅行できない（食事のコントロールができない），(f)過食と低い自尊心を招く（「負けた」ので），(g)いつも食物のことを考えている
プラス面：(a)体重減少（ただし，頻回の過食はこれを妨げる場合が多い），(b)コントロールできていると感じる，(c)体内が空である感覚を楽しめる，(d)食物や食べることによる不安を避けられる，(e)優越感（食べている人々より）

7. **症状**：過剰運動
   マイナス面：(a)時間を使う，(b)怪我にもかかわらず運動した時の，痛みとさらなる怪我，(c)社会生活を損なう，(d)疲労，(e)運動がまだまだ十分でないと不満を感じる，(f)行動が強迫的で強制的になる（毎日同じことができないと苦痛を感じる）
   プラス面：(a)体重減少，(b)コントロール感，(c)怠惰でない，(d)優越感（運動量の少ない人々より）

8. **症状**：落ち着かない動き
   マイナス面：(a)絶えず落ち着かない／数分でさえじっとしていられない，(b)動き回るのを制限された時の苦悩，(c)他人に対していらいらする
   プラス面：(a)カロリーを消費する／体重が減少する

9. **症状**：皆を喜ばせようとする
   マイナス面：(a)自分を犠牲にして他人を幸せにする必要がある，(b)これができなかった時，欲求不満を感じる，(c)他人に対して何かをし続けることへの憤りが募る，(d)自尊心が低下する／自分をだめな人間のように感じる，(e)ますます難しくなっていく目標に達するために，懸命に努力して消耗する
   プラス面：(a)他人に喜ばれ／愛される，(b)見捨てられや拒絶を避けられる，(c)失敗の恐れ

10. **症状**：強迫的で儀式化された食行動
    マイナス面：(a)食事が非常にゆっくりとなり，過度の時間をとる，(b)社会的孤立——誰とも一緒に食事できない，レストランに行けない，(c)恥ずかしい／奇妙に見える，(d)この食べ方ができない時の苦悩，(e)否定的な注目を得る
    プラス面：(a)カロリー摂取の減少，(b)食べることへの不安が減る，(c)他人に摂食量の減少を隠せる。

11. **症状**：頻回の体重測定／体重計による束縛
    マイナス面：(a)数値について決して満足できない——次の体重測定までみじめになる，(b)日々の活動を妨げる（体重計を探したり，数値が高いと外出を拒絶したりする），(c)体重の少しの変動で感情の起伏がある，(d)何を食べても罪の意識を誘発する，(e)異なる体重計が異なる体重を示し，不必要な苦悩と否定的な気分に導く
    プラス面：(a)体重が減ると痩せたと思う（満足感や有能感などを覚える），(b)体重を知る必要がある（容姿を信じず，ただ体重計のみを信じる），(c)体重計の目盛りによって，肥満への恐怖が和らぐ

12. **症状**：身体確認行動
    マイナス面：(a)自分を見て満足することは決してない——気分と自尊心を損なう，(b)繰り返し，強迫的に行うようになる，(c)時間を浪費し，他の活動を妨げる，(d)身体に対する歪められた認知を促す
    プラス面：(a)肥満を防ぐ（安心感）

付録9　摂食障害にみられる神話

1. **身体像の歪み**——実際よりも太っていると思う。摂食障害全般にみられるが，ANとBNで顕著。
2. **体重が自己価値を決めるという信念**（体重が重いほど自己価値は下がる）
3. **体重の増加や肥満を過度に恐れる**——主にANとBN。
4. **食物による太りやすさについての歪んだ信念**——炭水化物や脂肪を避けたり，肉を避けたり（菜食主義）するようになり，極端なケースでは，ビタミン，ミネラル，水でさえ避ける。また，砂糖などの禁じられた食物を少量でもとれば直ちに体重が増加するとの信念と関連している。あなたは，「良い」カロリーと「悪い」カロリーがあると信じ，野菜のカロリーは良いが，チョコレートのカロリーは悪いと信じている。
5. **少量か普通の食事量しか食べていないにもかかわらず，過食したとの信念**——主観的過食。
6. **一度太ってしまうと思う物を食べると，自制できない，食べ続けなければならないという考え**——あなたは一度歯止めが効かなくなると，歯止めそのものがなくなってしまうと考えるため，普通に食事をすることや自分をコントロールしようとすることをあきらめる。これと関連した考えとして，コントロールすることは，全く食事しないことか，ごくわずかの種類の食物をごくわずかな量だけ食べることだという信念がある。
7. **すべてか無か／白か黒かの思考**——中間のない極端な形で考える。世界や自分を受けいれられるか，そうでないか，良いか悪いか，価値があるかないかの観点で見る。
8. **遺伝や家族の体格に関係なく体重や体形は選べるし，選ぶべきだとの信念**——遺伝子（ジーン）に関わりなく，「ジーンズ」のサイズを選ぶことができるとの信念。
9. **ある体重**——例えば100ポンド（約45kg）——**以下になることの重要性についての魔術的思考**——あなたは，非現実的な低体重に達すれば，（人生で）成功し，それができなければ，失敗すると信じている。あなたは成功や失敗を体重に起因すると考え，また他の病的な食行動にまでこの考え方を広げる。（何かを食べた後に，下剤を飲まなければならないなど）
10. **極端な完全主義的願望**——何もかも完全にしないと，全く幸せではないし，全く成功したことにもならない。
11. **嘔吐により食べたすべてのカロリーを取り除くことができるという信念**——あなたは胃が食べた物を層状に維持していると思っている場合がある。だから，過食の初めに食べた物を吐けば，後で食べたすべてのものを取り除くことができると考えている。
12. **下剤や利尿剤（すなわち水分除去）は体重を減少させるという信念。**
13. **誰もが体形や体重に注目して，それでその人を判断し，評価しているとの信念**——これは，対人場面の回避と孤立を導く。特に食事をした時や過食をしたと感じた時にそうなりやすい。

付録 10　食物ピラミッド

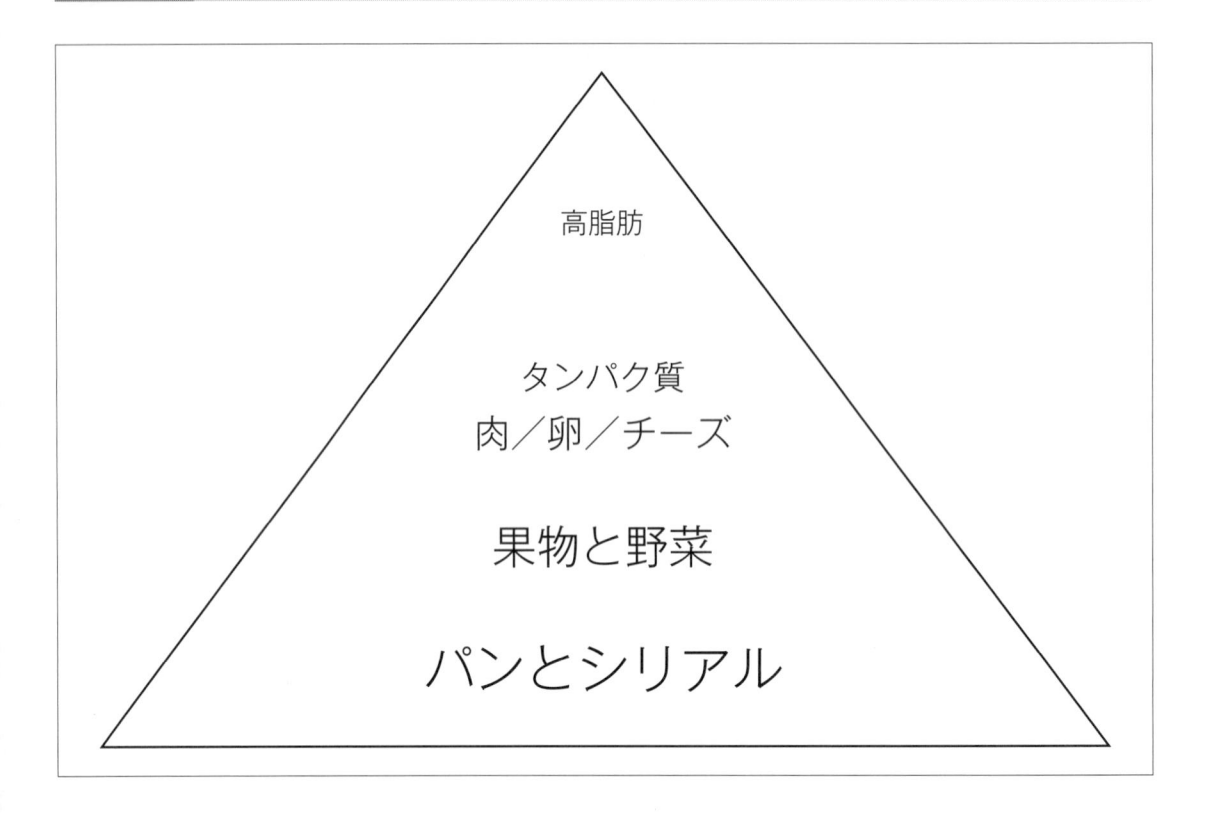

```
         高脂肪

       タンパク質
      肉／卵／チーズ

      果物と野菜

     パンとシリアル
```

基本的な栄養上の必要性を満たすために推奨される，各食物グループの分量
- パンとシリアル（ジャガイモ，穀物などを含む）：1日で7サービング以上（1サービングは1回の食事で消費される標準的な量。食パンなら1枚）
- 果物と野菜：1日で7サービング以上
- 牛乳，チーズ，酪農製品：1日で3サービング
- 肉，卵，ナッツ，その他のタンパク質：1日で2サービング（少なくともこれらの1つは鉄を含むこと）
- 脂肪を含む食物と砂糖を含む食物：1日につき小盛りで3サービング（バターやマーガリンをほぼティースプーンに1杯，オリーブオイルをテーブルスプーンに1杯，砂糖をティースプーンに1杯など）

メモ：毎日少なくとも6カップ（アメリカでは1カップが約240ml）の水か，等量の液体の摂取を維持することが重要である。

　さらなる情報は，http://nalusda.gov/fnic/Fpyr/pyramid.gif とアメリカ食品医薬品局の推奨 http://www.cfsan.fda.gov/~dms/fdpyramid.html を見てください。

監訳者あとがき

　1997年8月末から9月初旬にかけて、オーストラリアのケアンズで、第14回国際心身医学会が開催された。私も医局の摂食障害グループの若い先生たちを引き連れて参加した。この国際会議をオーガナイズしたのが本書の筆頭著者であるトイズ教授と、1976年に神経性食思不振症患者を摂食制限群と嘔吐や排出する群に二分することを提唱し、摂食障害では世界的に有名なシドニー大学精神科教授の故ボイモント博士らであった。この国際会議に先駆けて同所で2日間、故ボイモント教授とドイツのマックス・プランク研究所のピルケ教授の共催で、摂食障害のテーマでマックス・プランク・ワークショップが開催された。日本からも数名の研究者が招待され、そのなかに私も入っていた。ボイモント教授を中心とするオーストラリアの摂食障害研究者たちは、摂食障害を「ダイエット障害」として世界的に認知させようという動きのなかにあった。現在増加している患者の大部分がダイエットと関連しているというのがその理論的背景にあった。しかし、オーストラリア以外の国の研究者たちは、ボイモント教授らのアイデアに敬意を表したものの、同意はしなかった。あれから10余年経ち、今、そのオーストラリアで摂食障害の指導的立場にあるトイズ教授らにより本書が、臨床医家向けのシリーズ本のなかの1冊として2008年に出版された。トイズ教授とは懇親会で赤ワインを傾けながら親しく話させていただいたのが記憶にあり、今回この機会を得たことに感慨深いものを感じる。

　本書は、オーストラリアの摂食障害患者を診る機会のある臨床医家向けに、あるいは学生にも、摂食障害についてエビデンスに基づく治療指針を、実践的で"読みやすい"ことを念頭に工夫して記述されている。確かに日常臨床に関係する多くの側面について簡潔でわかりやすく構成されている。我が国の研修医や研究医、摂食障害の臨床に携わる医師に裨益するところは少なくないと考える。

　本書を翻訳するにあたり気付いた点を少し述べたい。本書で紹介されているWHOのICD-10の診断基準をみて戸惑われる方がおられるかもしれないが、これは著者たちにより改変されているようである。また、4章でFairburn CG博士の認知行動療法（CBT-BN）が紹介されているが、これは2004年に作成されたもので、現在では2008年に神経性過食症だけでなく摂食障害の精神病理に焦点を当てた治療法として集大成された「Cognitive Behavior Therapy and Eating Disorders, The Guilford Press, New York London, 2008」（『摂食障害の認知行動療法』切池信夫監訳、医学書院、2010）が出版されている。摂食障害の認知行動療法についてさらに詳しく知りたい方は、これを参考にしていただきたい。治療について動機づけを大変重視し、この点について詳しく具体的に書かれている。実際に治療を手

がけている臨床医家には大変役立つものと思う。本書を参考に実践していただきたいものである。さらに摂食障害の専門家さえ常に困らせている課題，それは痩せて生命的に危険な状態にあるにも関わらず治療を拒む患者に対する強制的治療の是非について，医療事情が異なる我が国においても，なるほどと思う指針を与えている。

　本書の翻訳は，大阪市立大学大学院医学研究科神経精神医学教室の大学院の諸先生方に担当していただいた。皆さん翻訳には苦労したようであるが，大変勉強になったように思う。悪戦苦闘していただいた大学院の諸先生方にここに謝意を表したい。また監訳にあたり，私の力不足もあり必ずしも流暢な日本語に訳せたとは思っていないし，誤訳もあると思う。この点については，この場を借りて，読者の皆様方にご寛容の程をお願いする次第である。

　最後に本書の読者が，本書のなかに少しでも役立つ点を見い出していただければ，本訳者としての冥利に尽きるというものである。

2011年2月吉日
切池信夫

著者紹介

スティーヴン・W・トイズ（Stephen W. Touyz, PhD）

シドニー大学精神医学教室名誉教授，心理学教授。Wesley Private Hospital のピーター・ボイモント摂食障害センターの共同ディレクター。摂食障害やこれに関するテーマについての5冊の本と180を超える研究論文や本の章を執筆・編集した。摂食障害アカデミーやオーストラリア心理学会の評議員で，Eating Disorder Research Society の会長を務めた。オーストラリア・ニュージーランドの摂食障害アカデミーの最初の財務担当者であった。そして摂食障害財団の幹部委員，ヨーロッパ摂食障害レビューの編集委員である。

ジャネット・ポリヴィ（Janet Polivy, PhD）

トロント大学ミシサーガ校心理・精神科の教授。ダイエット，食行動，摂食障害に関するテーマについて4冊の本と150を超える研究論文や本の章を執筆・編集した。カナダ学士院（王立協会），心理科学協会，カナダ心理協会，パーソナリティと社会心理学会の評議員で，臨床心理科学アカデミーの財務担当員。

フィリッパ・ヘイ（Phillipa Hay, MD）

ジェームス・クック大学医学部学科長で精神医学教室前教授，タウンズビル病院の顧問精神科医。2007年8月に，ウエスターン・シドニー大学医学部の精神保健の設立委員長を務めた。
摂食障害やこれに関するテーマについて80を超える研究論文や本の章を書いた。王立オーストラリア・ニュージーランド精神医学会（RANZCP）の評議員，RANZCP 研究委員会の委員長。オーストラリア・ニュージーランド・摂食障害アカデミーの副会長，International Journal of Eating Disorders と Academy of Eating Disorders の編集委員。オーストラリア医学会（AMC）試験委員。

監修者紹介

貝谷久宣（かいや・ひさのぶ）

1943年 名古屋生まれ。名古屋市立大学医学卒業。マックス・プランク精神医学研究所ミュンヘン留学。岐阜大学医学部神経精神医学教室助教授。自衛隊中央病院神経科部長。現医療法人和楽会理事長。NPO法人不安・抑うつ臨床研究会代表。NPO法人東京認知行動療法アカデミー事務局長。第3回日本認知療法学会会長。第1回日本不安障害学会会長。

　主著：『パニック障害』（不安・抑うつ臨床研究会編，日本評論社），『不安障害の認知行動療法』（共編，日本評論社），『社交不安障害』（編著，新興医学出版社），『気まぐれ「うつ」病―誤解される非定型うつ病』（単著，筑摩書房），『不安恐怖症のこころ模様―パニック障害患者の心性と人間像』（講談社こころライブラリー，2008）

久保木富房（くぼき・とみふさ）

東京大学名誉教授，医療法人秀峰会　心療内科病院　楽山　名誉院長

1969年 東京大学医学部保健学科卒。1973年 東京大学医学部卒。1996年 東京大学教授（医学部附属病院，心療内科）。2005年 早稲田大学　先端科学健康医療融合研究機構　客員教授，東京大学名誉教授，医療法人秀峰会楽山　病院長。2008年 医療法人秀峰会　心療内科病院　楽山　名誉院長，現在に至る。日本不安障害学会理事長，日本ストレス学会理事，日本うつ病学会理事など。NPO法人東京認知行動療法アカデミー学院長

　主著：『不安症の時代』（不安・抑うつ臨床研究会編，日本評論社），『抗不安薬の選び方と使い方』（共著，新興医学出版社），『心療内科』（共編，星和書店）他多数

丹野義彦（たんの・よしひこ）

1978年，東京大学文学部心理学科卒業。1985年，群馬大学大学院医学系研究科修了。現在，東京大学大学院総合文化研究科教授。NPO法人東京認知行動療法アカデミー教務主任理事

　主著：『認知行動アプローチと臨床心理学』（単著，金剛出版，2006），『臨床認知心理学』（共編，東京大学出版会），『うつ病・パーソナリティ障害・不安障害・自閉症への対応』（共編，金子書房），『PTSD・強迫性障害・統合失調症・妄想への対応』（共編，金子書房），『認知療法・認知行動療法事例検討ワークショップ』（共著，星和書店），『臨床と性格の心理学』（共著，岩波書店），『認知行動療法100のポイント』（監訳，金剛出版）他多数。

監訳者紹介

切池信夫（きりいけ・のぶお）
大阪市立大学大学院医学研究科　教授，神経精神医学，医学博士
1971年　大阪市立大学医学部卒，同大学付属病院　臨床研修医，臨床研究医，1975年　大阪市立大学　助手，1977年　北野病院　精神科，1979年　米国ネブラスカ州立大学医学部　薬理学教室，1980年　大阪市立大学助手，1982年　同大学講師，1992年　同大学助教授，1999年 同大学　教授，2000年　大阪市立大学大学院大学教授，現在に至る。
主著書として，「摂食障害―食べない，食べられない，食べたら止まらない」医学書院，2000年，第2版2009年。「みんなで学ぶ過食と拒食とダイエット」星和書店，2001年，「摂食障害　治療ガイドライン」（編者）医学書院，2003年，「拒食症と過食症」（監修）講談社，2004年，「摂食障害」（編共著）最新医学別冊，2007年，「摂食障害の認知行動療法」（監訳）（「Cognitive Behavior Therapy and Eating Disorders」Christopher G. Fairburn, The Guilford Press, 2008），医学書院，2010年

訳者紹介

日下博登（くさか・ひろと）	p.11～18 担当
岡本洋昭（おかもと・ひろあき）	p.18～27 担当
中井雄大（なかい・ゆうた）	p.28～36 担当
出口裕彦（でくち・やすひこ）	p.37～45 担当
中島豪紀（なかじま・たけのり）	p.46～57 担当
深田亮介（ふかだ・りょうすけ）	p.57～66 担当
吉村知穂（よしむら・ちほ）	p.66～77 担当
岡崎純子（おかざき・じゅんこ）	p.77～86 担当
中尾剛久（なかお・たけひさ）	p.87～93 担当
島田藍子（しまだ・あいこ）	p.107～118 担当

（大阪市立大学大学院医学研究科神経精神医学教室）

エビデンス・ベイスト
心理療法 シリーズ
Advances in Psychotherapy Evidence-Based Practice
❾摂食障害

2011年3月15日　印刷
2011年3月25日　発行

著　者　スティーヴン・W・トイズ，
　　　　ジャネット・ポリヴィ，フィリッパ・ヘイ
監修者　貝谷久宣，久保木富房，丹野義彦
監訳者　切池信夫
発行者　立石正信

印刷／平河工業社　製本／誠製本

発行所　株式会社金剛出版
〒112-0005　東京都文京区水道1-5-16
電話 03-3815-6661　振替 00120-6-34848

ISBN978-4-7724-1309-1 C3011　Printed in Japan©2011

● http://kongoshuppan.co.jp/

エビデンス・ベイスト 心理療法 シリーズ
Advances in Psychotherapy Evidence-Based Practice

アメリカ精神医学会（APA）の粋を結集した疾患別臨床マニュアル
シリーズ全9巻

❶ 双極性障害
Bipolar Disorder
［著　者］ロバート・P・レイサー，ラリー・W・トンプソン
［監訳者］岡本泰昌（広島大学精神神経医科学）
［　訳　］岡本泰昌，田辺紗矢佳，萬谷智之，竹林実
ISBN978-4-7724-1301-5

❷ 強迫性障害
Obsessive Compulsive Disorder
［著　者］ジョナサン・S・エイブラモウィッツ
［監訳者］原井宏明（なごやメンタルクリニック）
［　訳　］原井宏明，岡嶋美代
ISBN978-4-7724-1302-2

～実践的で「読みやすい」，
　　各巻共通の構成～

❸ 子どもの虐待
Childhood Maltreatment
［著　者］クリスチーヌ・ウィカール，アレック・L・ミラー，
　　　　　デイヴィッド・A・ウルフ，
　　　　　キャリー・B・スピンデル
［監訳者］福井至（東京家政大学）
［　訳　］福井至，矢野啓明，野口恭子
ISBN978-4-7724-1303-9

❹ 統合失調症
Schizophrenia
［著　者］スティーヴン・M・シルヴァースタイン，
　　　　　ウィリアム・D・スポルディング，
　　　　　アンソニー・A・メンディット
［監訳者］岸本年史（奈良県立医科大学精神医学教室）
ISBN978-4-7724-1304-6

❺ ADHD
Attention Deficit Hyperactivity Disorder in Children and Adults
［著　者］アネット・U・リケル，ロナルド・T・ブラウン
［監訳者］松見淳子（関西学院大学文学部総合心理科学科）
［　訳　］野口美幸，松見淳子
ISBN978-4-7724-1305-3

❻ ギャンブル依存
Problem and Pathological Gambling
［著　者］ジェイムズ・P・ウェラン，
　　　　　ティモシー・A・スティーンバーグ，
　　　　　アンドリュー・W・メイヤーズ
［監訳者］福居顯二，土田英人
　　　　　（京都府立医科大学精神医学教室）
［　訳　］福居顯二，土田英人，水原祐起，正木大貴，
　　　　　和田良久
ISBN978-4-7724-1306-0

❼ アルコール依存
Alcohol Use Disorders
［著　者］スティーヴン・A・メイスト，
　　　　　ジェラード・J・コナーズ，
　　　　　ロンダ・L・ディアリング
［監訳者］福居顯二，土田英人
　　　　　（京都府立医科大学精神医学教室）
［　訳　］福居顯二，土田英人，廣澤六映，西村伊三男，
　　　　　正木美奈
ISBN978-4-7724-1307-7

❽ 社交不安障害 （2011年4月刊行予定）
Social Anxiety Disorder
［著　者］マーチン・M・アントニー，カレン・ロワ
［監訳者］鈴木伸一（早稲田大学人間科学学術院）
［　訳　］鈴木伸一，金井嘉宏，大月友，五十嵐友里，
　　　　　兼子唯
ISBN978-4-7724-1308-4

Ψ 金剛出版　〒112-0005　東京都文京区水道1-5-16　URL http://kongoshuppan.co.jp/
Tel. 03-3815-6661　Fax. 03-3818-6848　e-mail kongo@kongoshuppan.co.jp

（価格は税込（5%）です）

● http://kongoshuppan.co.jp/ ●

過食症サバイバルキット
―― ひと口ずつ，少しずつよくなろう ――

U・シュミット，J・トレジャー著
友竹正人，中里道子，吉岡美佐緒訳

　本書は，摂食障害の治療で定評のある，ロンドンのモーズレイ病院において，患者とその家族，援助者のためのテキストとして長く使われてきた。その目的は，摂食障害をかかえる人がその症状を改善し，自分らしく生活できるように手助けすることである。著者らは，動機づけ面接の技術をベースにして，多くの患者の体験談を挿入し，認知行動療法によるアプローチについてわかりやすく解説している。摂食障害患者のためのまたとないガイドブック。
定価 2,940 円

拒食症サバイバルガイド
家族，援助者，そしてあなた自身のために

ジャネット・トレジャー著
傳田健三，北川信樹訳

　本書は，拒食症の患者とそれを援助する家族，教師，医療関係者の間にコミュニケーションと情報の架け橋を作ることを目的として書かれた。患者たちが，何を考え，何を望んでいるか，問題をどう認識させたらよいか，自分が変わっていくためには何をすればよいかなど，この病気で困っている人が真に知りたいことが具体的にわかりやすく語られている。本人，家族と専門家が協力して摂食障害に立ち向かっていくための至極のガイドブック。
定価 3,150 円

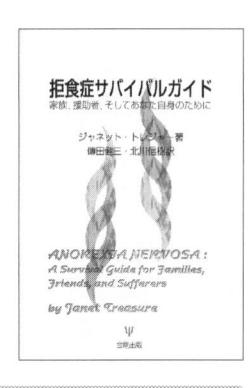

摂食障害治療ハンドブック

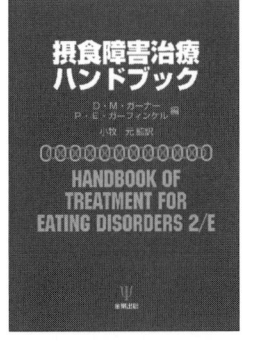

D・M・ガーナー，P・E・ガーフィンケル編／小牧　元監訳

　摂食障害の歴史的概念から病気としての成り立ち，アセスメント，最新の情報と臨床知見，あらゆる治療技法とその考え方と進め方やセルフヘルプまで，摂食障害に関するすべての項目が網羅された，現場で真に役立つハンドブック。
　特に近年治療効果の裏付けされた治療法として，認知行動療法と心理教育について多くの頁が割かれ，「オックスフォード認知行動療法マニュアル」を要約した内容が収録されている。摂食障害の臨床書として質量共に最大の規模を実現した本書は，摂食障害の治療に携わるすべての人々が臨床の質を向上させるための最適のテキストと言えよう。
定価 12,600 円

Ψ金剛出版　〒112-0005　東京都文京区水道1-5-16　URL http://kongoshuppan.co.jp/
Tel. 03-3815-6661　Fax. 03-3818-6848　e-mail kongo@kongoshuppan.co.jp

（価格は税込（5％）です）

● http://kongoshuppan.co.jp/ ●

肥満の認知行動療法
臨床家のための実践ガイド

Z・クーパー，C・G・フェアバーン，D・M・ホーカー著
小牧　元監訳

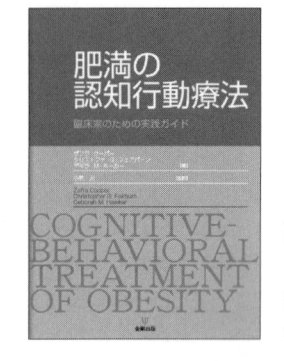

　本書では，認知行動療法の技法を肥満の治療プログラムに取り入れ，治療の段階ごとに動機づけ・援助の方法を示した。まず減量達成にあたり「希望体重」「理想体重」「許容体重」といった体重目標区分の考え方，また，減量の先にある「本来の目標」を見極める重要性を解説し，その具体的な援助技法を詳説している。さらに「むちゃ食い」「ボディイメージの障害」といった肥満治療に重要なポイントとなる諸問題への対応にも紙幅を割いている。

定価 4,620 円

学校における自傷予防
『自傷のサイン』プログラム実施マニュアル

D・ジェイコブ，B・ウォルシュ，M・マックデイド，S・ピジョン著
松本俊彦監訳

　米国のマサチューセッツ州の自殺予防教育プログラムで有名な NPO 法人により開発された『自傷のサイン』プログラムの実施マニュアルと，具体的な内容を収録した DVD の全訳。本プログラムでは，「Acknowledge（気づき）」，「Care（かかわり）」，「Tell（つなぎ）」というメッセージが繰り返し強調され，自傷が，苦痛を抱え助けを求めていることのサインであることを示し，それに気づくことで適切なかかわりをもち，信頼できる大人や専門家につなげることが重要だと説く。

定価 2,940 円

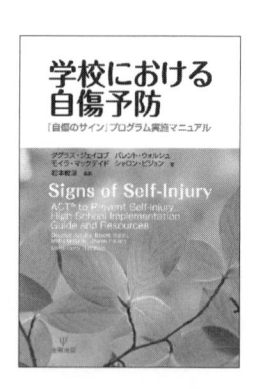

認知行動療法を学ぶ

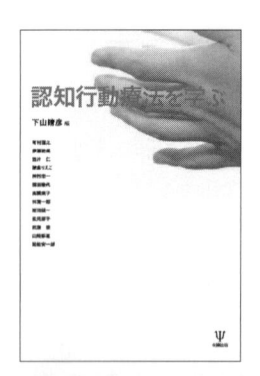

下山晴彦編

　認知行動療法の基礎から臨床応用まで，最新鋭の認知行動療法を体系的に学ぶための連続18講義！
　いまや世界レベルのメンタルヘルス活動の中心的技法となり，2010 年の保険適用化から日本でも精神医療における重要度が向上しつつある認知行動療法を，日本の現状に即して体系的に学ぶためのガイドブック。日本の認知行動療法を代表する第一人者たちによってつづられた 18 の連続講義は，まるで著名臨床家によるワークショップを実際に聴講しているかのように，そして時に臨床実践の臨場感をも取り込みながら，わかりやすく読み進めることができる。

定価 3,780 円

Ψ金剛出版　〒112-0005　東京都文京区水道1-5-16　URL http://kongoshuppan.co.jp/
Tel. 03-3815-6661　Fax. 03-3818-6848　e-mail　kongo@kongoshuppan.co.jp

（価格は税込（5％）です）

● http://kongoshuppan.co.jp/ ●

対人援助職のための認知・行動療法
マニュアルから抜け出したい臨床家(あなた)の道具箱

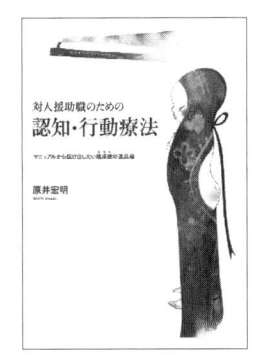

原井宏明著

本書では，CBTを臨床で使った場合の実例を症例を通じて示すようにした。症例の中で治療を進める過程の考え方や情報の探し方を示し，さらに各章の終わりには演習問題を用意して，読み手が自分で意味を解釈し考え抜くことで評価と治療のテクニックを身につけられるようにデザインされている。著者が臨床現場からフィードバックした多くのスキルをわかりやすく解説したものであり，脱・マニュアルを目指す対人専門職のための恰好の手引き書となるであろう。　　　　　　　　　　定価3,675円

パーソナリティ障害の認知療法
スキーマ・フォーカスト・アプローチ

ジェフリー・E・ヤング著／福井　至，貝谷久宣，不安・抑うつ臨床研究会監訳／
福井　至，笹川智子，菅谷　渚，鈴木孝信，小山徹平訳

スキーマとは，心的活動を行う際の枠組み・見取り図のようなもので，人は誰でも意識的・無意識的な〈中核信念〉として多様なスキーマを持っている。本書で紹介されるスキーマ・フォーカスト・アプローチは，治療困難なパーソナリティ障害，慢性的な不安，抑うつの患者に有効な統合的アプローチである。巻末には治療を効果的に進めるために必要な「ヤング・スキーマ質問紙（YSQ）」ほか数々の質問紙すべてを収録し，実践家の手引きとして画期的な内容となっている。　　定価2,730円

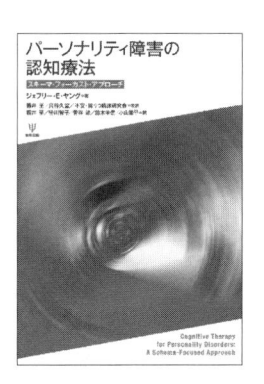

うつ病治療ハンドブック　診療のコツ

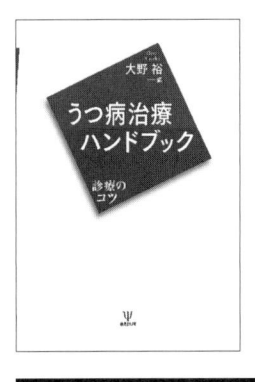

大野　裕編

うつ病は原因も病像も多様で，再発したり慢性化したりすることのある精神疾患である。そのため，患者本人やその家族の苦しみは大きく，社会的にも大きな問題となってきており，早期発見や早期介入，症状が改善した後の社会復帰の仕組みが徐々に整えられつつある。その中で，本書では中間領域である「治療そのもの」の改善を目指し，うつ病・抑うつ症状についての最新のデータ，理解の仕方，多面的な治療法，そしてそれらを補う「臨床的知見」や治療のこつについて詳しく述べる。単に教科書的知識を並べるのではなく，第一線で活躍されている臨床家の方々の，日々，現場で工夫されていることが記述の中心となっている。　　　　　　　定価4,830円

Ψ金剛出版　〒112-0005　東京都文京区水道1-5-16　URL http://kongoshuppan.co.jp/
　　　　　　Tel. 03-3815-6661　Fax. 03-3818-6848　e-mail　kongo@kongoshuppan.co.jp

（価格は税込（5％）です）

● http://kongoshuppan.co.jp/ ●

摂食障害者への援助
R・L・パーマー著／佐藤裕史訳　摂食障害の理解に必要な知識・情報を整理し，現場で役立つ事柄を優先的に紹介，解説．ことに行き詰まったケースや難治例を詳説した実践的手引書。　　　　　4,410円

摂食障害の精神分析的アプローチ
松木邦裕・鈴木智美編　さまざまな治療環境における摂食障害への精神分析的心理療法の事例を呈示し，治療構造，マネージメントの実際を看護と医師の立場から述べる。　　　　　　　　　2,940円

統合失調症を理解し支援するための認知行動療法
D・ファウラー他著／石垣琢麿・丹野義彦監訳／東京駒場CBT研究会訳　統合失調症の妄想・幻聴体験を受け入れながら，その治療方法を確かなアセスメントから導くための認知行動療法。　3,780円

認知行動療法100のポイント
マイケル・ニーナン，ウィンディ・ドライデン著／石垣琢麿，丹野義彦監訳　100のポイントとテクニックで認知行動療法を理解するための認知行動療法クイック・リファレンス。　　　　3,045円

山上敏子の行動療法講義with東大・下山研究室
山上敏子，下山晴彦著　行動療法の大家・山上敏子が，臨床経験から導かれた事例を援用しつつ臨床の楽しさとともに語った，若手臨床家のための実践本位・東大講義！　　　　　　　　　2,940円

子どもと若者のための認知行動療法実践セミナー
松丸未来，下山晴彦，ポール・スタラード著　好評既刊『子どもと若者のための認知行動療法ワークブック＋ガイドブック』をより理解しやすく・使いやすくするための続篇。　　　　　　　　2,730円

アルコール・薬物依存臨床ガイド
松本俊彦著　依存症患者を治療へといかに動機づけ，治療につなぎとめていくか，というエビデンスに裏打ちされた方法論が数多く提示されたガイドブック。　　　　　　　　　　　　　5,040円

摂食障害治療のこつ
下坂幸三著　摂食障害治療の第一人者として重症例・慢性例と取り組んできた著者が，おのずと到達したその治療の「こつ」を，余すところなく披瀝した，実践的な臨床書。　　　　　　　3,360円

（認知）行動療法から学ぶ精神科臨床ケースプレゼンテーションの技術
飯倉康郎著　（認知）行動療法家が伝授する，行動療法の考え方を基にした独自のプレゼンテーション法を紹介する。　　　　　　　　　3,360円

対人関係療法マスターブック
水島広子著　対人関係療法（IPT）の本格的な臨床指導書として，実際のケーススタディを通して読者がIPTの考え方・すすめ方をマスターできるように工夫されている。　　　　　　2,730円

弁証法的行動療法ワークブック
S・スプラドリン／斎藤富由起訳　思春期以降の幅広い層を対象とする「弁証法的アプローチによる情動のセルフ・コントロールの書」。待望の実用的なワークブック刊行！　　　　　2,940円

不安と抑うつに対する問題解決療法
L・マイナーズ-ウォリス著／明智龍男・平井啓・本岡寛子監訳　PST（問題解決療法）の各段階におけるポイントを箇条書きでまとめ，現場ですぐに問題解決スキルを活用できる。　　3,570円

SSTテクニカルマスター
舳松克代監修／小山徹平編集代表　人と人との関係性を築くための方法としてもっとも期待されるSST。現場におけるさまざまな疑問に応えた，詳細な実践的テキスト。　　　　　　2,940円

薬物・アルコール依存症からの回復支援ワークブック
松本俊彦，小林桜児，今村扶美著　国外で有効性が確認された認知行動療法にもとづく薬物・アルコール依存症からの回復プログラムを使いやすいワークブックとして刊行。　　　　　2,520円

Ψ 金剛出版　〒112-0005　東京都文京区水道1-5-16　URL http://kongoshuppan.co.jp/
Tel. 03-3815-6661　Fax. 03-3818-6848　e-mail kongo@kongoshuppan.co.jp

（価格は税込（5％）です）